百年程氏
养生系列

百年程氏
穴位止痛

主编◎程凯

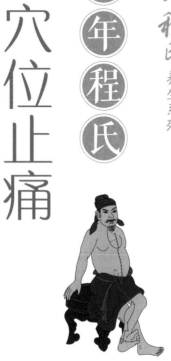

中国健康传媒集团
中国医药科技出版社

内 容 提 要

　　这是一本写疼痛，教人用中医的经络穴位来止痛的书。本书讲述了我们身体各个部位的疼痛如头痛、牙痛、胃痛、颈肩痛、乳房痛、腹痛、痛经、腰痛、膝痛等，同时介绍了用经络穴位止痛的治疗方法。全书图文并茂、语言通俗、方法实用，是大众日常自我保健的不二之选。

图书在版编目（CIP）数据

百年程氏穴位止痛 / 程凯主编 . —北京：中国医药科技出版社，2018.11
（百年程氏养生系列）
ISBN 978-7-5214-0120-2

Ⅰ . ①百⋯　Ⅱ . ①程⋯　Ⅲ . ①止痛－穴位按压疗法　Ⅳ . ① R245.9

中国版本图书馆 CIP 数据核字（2018）第 066135 号

本书视频音像电子出版物专用书号：

ISBN 978-7-88728-211-8

美术编辑　陈君杞
版式设计　也　在

出版　**中国健康传媒集团** | 中国医药科技出版社
地址　北京市海淀区文慧园北路甲 22 号
邮编　100082
电话　发行：010-62227427　邮购：010-62236938
网址　www.cmstp.com
规格　710×1000mm $\frac{1}{16}$
印张　12 $\frac{1}{4}$
字数　167 千字
版次　2018 年 11 月第 1 版
印次　2021 年 3 月第 2 次印刷
印刷　三河市万龙印装有限公司
经销　全国各地新华书店
书号　ISBN 978-7-5214-0120-2
定价　**52.00 元**

获取新书信息、投稿、为图书纠错，请扫码联系我们。

编委会

主　编◎程　凯

编　委◎秦　卓　王　婧　游　敏

　　　　吴娇娟　翟丽静　李昱颉

　　　　任　杰　王　桓

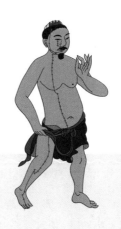

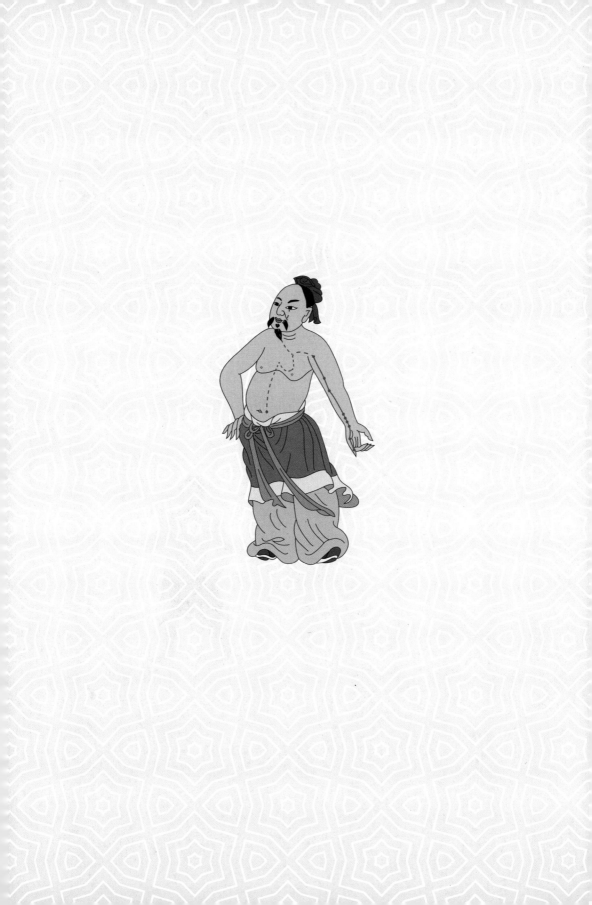

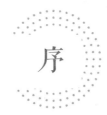

序

　　经络是在漫长的人类进化过程中，逐渐形成的人体自我诊疗的医学模型。它在长期大量的医学实践基础上，建立起体表与内脏、体表与体表之间的某种固定或规律性联系，是沟通内外的桥梁，具有网络周身气血的作用。经络就是我们身体内与生俱来的"母亲河"，使经络通畅，对患有疾病的机体来讲就是最好的治疗，对健康的机体来讲就是养生保健，经络的通畅与否影响着人的生存和健康，也是疾病形成和痊愈的重要影响因素。经络作为脏腑与体表的联系通路，在病理状态下可以传导病邪，反映病候，而穴位则是经络上特殊的点。因此通过穴位触诊的方法如压痛、过敏、肿胀、硬结等现象司外揣内，可以判断疾病的部位、范围、深浅及关联脏腑。并且我们也可以通过刺激相应的腧穴，来达到疏通经络、调节脏腑功能的目的。

　　随着当代社会环境和自然环境的快速变化，我们的身心都面临着很大的挑战，同时作息不规律、不健康饮食等不良生活习惯也损害着我们的健康，疲劳综合征、亚健康等病症正愈发普遍。各种慢性病和疑难杂症层出不穷，使得当今以科学标榜的主流西医学，也疲于应付。然而经络和穴位，既可运用于针灸临床治疗，也可以用于人们的日常养生保健中，它是我们人体随身携带的"智能医院"。作为一种绿色、安全、有效，并能够根据人体的状态自我平衡气血阴阳的纯物理疗法，在日常生活保健中，具有很大的推广价值。当身体某个部位出现不适症状时，我们只需找到相应穴位，并给予正确刺激，对于一些小的毛病则可以做到即刻显效；对于经年累月的慢性病，也能很好地缓解症状，改善病情，控制并发症。用生活中的例子形象比喻的话，经络就像一条条公交线路，而穴位就是一个个车站，想要到达某个地方，只要找对车站就可以了。

程氏针灸作为北京市非物质文化遗产项目，已有140余年的历史积淀和临床实践，通过对疾病机制的深刻认识和人体经络、穴性客观规律的挖掘，集成了以我的祖父国医大师程莘农院士的"经络诊断、穴性理论、三才针法"为核心学术思想。并将多年临床治疗心得，总结成实用、简便的程氏穴位养生经验。我曾先后在《养生堂》《万家灯火》等不同健康养生节目和不同场合的健康讲座中介绍了各种养生保健方法，并多次出版了养生书籍。此次，我们把多年出版的、深受广大读者喜欢的书籍分类整理为《经络养生操》《汉方养颜经》《穴位止痛》《饮食养生七律》《穴位养生①》《穴位养生②》，汇编成《百年程氏养生系列》丛书，系统地分类总结了程氏三代养生保健理念，提出了最简单有效的经络穴位养生方法，并毫无保留地献给读者大众，以冀造福社会。始于经络，阐释穴性，结合食疗与汉方，述中医之理，传承经典，发扬创新，让更多的人受益。

程　凯

2018 年 8 月

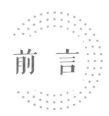

前　言

　　这是一本写疼痛的书。

　　为什么要写疼痛？因为它太常见了，几乎见于所有的疾病中，会给人体带来不同程度的损害。如果疼痛轻微，可仅仅表现为局部不适、皮肤潮红、微痛等，也可出现局部肌肉的收缩和强迫性体位。这些反应对身体伤害不大，但如果发生剧烈疼痛，或持续性慢痛，则有可能产生严重后果，出现全身性反应，主要表现为全身的自主神经功能紊乱，引起各系统的功能异常，如循环系统可引起脉搏加快、血压升高，甚至心脏骤停；消化系统可引发胃肠功能紊乱等。疼痛总是与痛苦、紧张、恐惧等消极情绪相伴，长期的慢性疼痛可导致抑郁心理，使人沮丧、易怒、烦躁、孤独，甚至形成人格变态或引起自杀行为。

　　疼痛如此可怕，我们却没有什么应对的好办法。很多时候，在我们找不到引起疼痛的明确原因或没有及时控制疼痛的方法时，不得不选择忍耐。

　　其实，疼痛也是我们的好朋友，它是人体健康受到威胁时身体发出的预警信号，提醒我们远离潜在的危险，尽早治疗身体上可能存在的严重病症。所以，疼痛并不是一种对生命的惩罚，相反在一定程度上，它是一种恩赐，是生命中不可或缺的元素。例如，腰部扭伤了，疼痛迫使你采取某种强迫体位，并强迫你休息，保证损伤部位尽早得到恢复。

　　正确认识疼痛，及时合理控制疼痛，是一门学问，也是每个希望健康的人需要了解和掌握的知识。

这是一本教你用中医的经络穴位来止痛的书。

为什么要用经络穴位止痛？因为它太有效了，而且是速效，往往在几分钟之内显效，更神奇的是多不在疼痛的部位治疗，而是沿着经络在看起来"不着边际"的远处加以刺激，并且这种刺激还是时下流行的"绿色自然疗法"。

要知道，在中国远古时代，就流传着割破足心涌泉穴治疗头顶剧痛的方法，而像足三里穴止胃痛、合谷穴止牙痛、极泉穴止心痛的方法更是数不胜数。

20世纪70年代，针灸止痛传到西方。1971年《纽约时报》记者James Reston在报道中讲述了自己在中国协和医院接受阑尾切除术，以及采用针灸解除术后疼痛和不适的情况。略显夸大式的报道，使这种神奇的止痛方法，迅速在世界范围内引起轰动，以至于其后相当长一段时间，部分西方人始终相信中国人掌握了某种东方巫术。

直到20世纪90年代，美国国立卫生研究院（NIH）历时5年，对570名关节炎患者进行临床治疗观察后，终于得出了"针灸能够缓解疼痛、改善膝关节功能"的结论，同期召开的有关"针刺疗法"的听证会上，也终于明确肯定了针灸止痛的效果。针灸止痛首次通过了西医的考验。

中医认为"不通则痛""不荣则痛"，也就是说给经络穴位适当的刺激，使经络通畅，气血濡润，疼痛就可以缓解，生存质量就可以提高。

这句话早已被验证了千百年。

身为中国人，面对智慧的祖先留下来的宝贵经验，至少应该学会继承吧！

程　凯

2018年5月

目 录

第十二章

人老腿先老——膝痛 ································· 145

第十三章

适合家庭使用的穴位治疗的方法及操作 ················· 153

附　录 ··· 163

疼痛与经络

——来自身体的声音

疼痛是身体对于疾病的感知，当人体的经络发生各种"不通"之后，随之而来就会产生各种各样的疼痛。疼痛就像身体对于我们的倾诉，我们要仔细地聆听来自身体的声音。

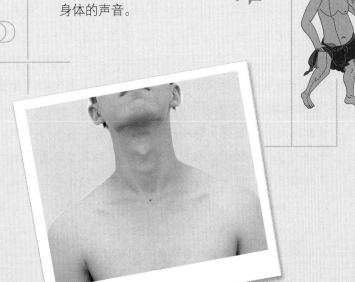

1

疼痛是疾病的重要表现形式

疾病和疼痛总是相伴而生，疼痛是疾病的重要表现形式。但是，许多人对于疼痛没有引起足够的重视，认为疼痛也许就是什么大不了的小毛病吧。

我有一位患者，年纪轻轻的，不过 32 岁，可腰痛却已经 2 年多了。当初，她是一名外企会计，工作地点就在我们门诊所在的写字楼中，稳定的工作和不薄的收入，让她成为很多朋友羡慕的对象。而工作还不满 5 年，她就已经开始饱受职业病带来的痛苦：晚上往床上一躺就觉得腰背酸痛得不行，一定要用手把腰撑起来，酸痛才能慢慢缓解。第一次严重发作正好是在上班时间，她坐在椅子上完全站不起来，腰部一用力就酸疼难忍，于是她的同事到我的门诊求助。进行简单的针灸治疗后，她的疼痛立刻好转了很多，但她却对"卧床休息、连续治疗"的医嘱并不当回事，说从事会计这行业，腰出现问题并不值得大惊小怪，她还经常安慰自己："现在症状还不是十分明显，年轻也能顶得住，等到年纪大了再去看病吧，再说我只是腰有点疼，很多同事还有颈椎病呢，相比而言，我这算好的了。"结果，她的腰痛不仅经常反复，也很快从腰肌劳损发展成腰椎间盘突出，她的身体已经无法胜任长时间的伏案工作，最后她不得不放弃了这份备受羡慕的工作。

要知道，这些慢性的疼痛，往往会逐渐引发身体上的其他严重问题。如果重视不足，只是认为这是一种轻微的不适，忍一忍也能过去，没什么大不了的，那么这种漠视疼痛的想法，往往就损害了自己身体的健康。

生活中许多人认为疼痛也许就是什么大不了的小毛病吧？其实有这种类似的想法和做法是非常不明智的，虽然人体的疼痛类型有多种多样，轻重不等，但是无论是哪种，都不可以等闲视之。

这是因为疾病和疼痛总是相伴而生，它是疾病的重要表现形式。疼痛的来访，就是要告诉你，你的健康已经受到了威胁，同时，疾病也在你的身上安营扎寨了，甚至已经打好埋伏预备着攻击你了。如果疼痛的预警信号，不能够引起你的重视，那只能表明你对自己的健康过于自信，或者说你太缺乏自我保护意识了，多关爱一下自己吧。

对疼痛，决不能掉以轻心，在疼痛面前故作坚强，就等于透支健康；忽视了疼痛，就只能眼睁睁地看着健康从你指缝溜走。

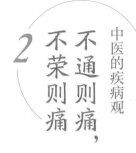

2　不通则痛，不荣则痛，中医的疾病观

"不通则痛"，当人体经络中的气血发生阻滞不通，那么就会引发各种疼痛；

"不荣则痛"，当人体经络中的气血发生了减少不足（实际也是一种不通），那么也会引发疼痛。荣，是荣养、营养的意思。

不通则痛

最早的《黄帝内经》中记载："寒气入经而稽迟，泣而不行，客于脉外则血少，客于脉中则气不通，故卒然而痛。"又说："热气留于小肠，肠中痛，瘅热焦渴，则坚不得出，故痛而闭不通矣。"上面两句话就是说"不通则痛"的道理。

用现在的话就是说，寒气侵入到人体的经脉，使原来畅通无阻的气血因寒而凝滞，气血流通不畅则发生疼痛。热气停留在小肠中，那么小肠热气太盛，煎灼了肠内的津液，而致大便坚硬干结，不能顺利排出，从而表现出腹部胀痛而大便闭塞不通的症状。由此可见，各种邪气停留体内，与气血相结，阻于经络，滞于脏腑，使气机不通，血液瘀阻，痰湿、大便等身体代谢产生的浊物留于体内，均可产生疼痛。

经络中如果发生了气、瘀、寒、热等病邪的阻滞，都会发生各种各样的疼痛。

不荣则痛

阳气的温煦、阴血的濡养，是人体正常的生命活动的保障，如同花草树木需要阳光和雨露，才能茁壮成长。若失去这些正常的濡养，则不仅功能活动受损，而且会产生疼痛，即"不荣则痛"。

3

经络 才会痛

不通不荣，影响了

经络的通与不通、荣与不荣是疼痛产生的主要机制，经络是我们身体与生俱来的母亲河，是气血运行的通道，是沟通人体内外、上下、左右的桥梁。

经络 是人体中运行气血的通路

有人会问，经络究竟是什么样子的呢？不仅不懂中医的人好奇，就连许多中医学者自己也很想弄清楚这事，许多中外医学者们为了更好地研究和推广经络理论，曾试图用手术刀、显微镜以及当代各种先进的仪器和技术，找出经络的实质结构，结果热火朝天地研究了许多年，始终没有找到一个满意的答案。那么这个看不见摸不着的经络究竟应该怎样去理解呢？

俗话说："人活一口气"，传统医学认为，气血是构成人体的两大基本物质，是人体生命活动的动力源泉。气血充盛、运行顺畅则身强体健；气血虚少，运行逆乱则身衰体病。经络就是人体中运行气血的通路，它将气血输送到身体各处，滋润全身，使人体的各项生理功能活动得以保持协调。

经络可联系

我国现存最早的一部医学经典《黄帝内经》指出经络"内属脏腑，外络肢节，沟通内外，贯穿上下"，就是说经络有联系内外、网络全身的功用，能将人体的五脏六腑、五官九窍、四肢百节、皮肉筋骨等器官组织联结起来，使全身内外、上下、前后、左右构成一个有机整体。简单地说就是经络无处不通，所以才能将气血运送到身体的每个角落，使其无处不在。我们也可以把经络理解为身体中四通八达的道路，将人体所需要的物资运送到各个地方，以维持人们的正常生活。

你知道吗，在针灸、艾灸、推拿及电脉冲等刺激作用于穴位后，或是在机体某种病理状态下，沿着经络路线都会出现一些特殊的感觉传导和感觉障碍以及可见的皮肤色泽和组织形态变化等现象，这叫作经络现象。

比如，在进行针灸治疗时，在小腿上的穴位扎针，除了局部的酸麻胀的感觉外，患者还能感觉到酸胀的感觉上下窜来窜去——在小腿扎，膝关节里会发热。这种感觉叫循经感传，是针灸临床最常见的一种经络现象，这种感觉就是通过刺激穴位，帮助经脉中的气血运转起来，使得有瘀滞的膝关节血脉通畅，自然就有发热的感觉了。

经络现象不仅可以感觉到，还可以用肉眼看到的。例如很多皮肤病都出现了沿着经络路线的线带状皮肤变化，资料显示，目前已在 25 个病种的 346 个病例中观察到了 478 条循经性皮肤病。

除此以外，经络研究者们还对经络的声、光、电、热、磁等物理和化学特性做了大量研究，证明了经络现象的确是客观存在的。例如通过皮肤电阻检测试验，证明经络和穴位具备低阻的特性；而采用放射性核素示踪技术和红外辐射成像研究，不仅观察到核示踪轨迹与传统十二经脉的路线大体一致，红外辐射轨迹也与古典十四经脉的路线基本一致或完全一致，而且拍摄了极具说服力的影像照片，这些都是不可推翻的证据。

内外，网络全身身

经络现象是客观存在的

经络由经脉和络脉两部分组成，经脉是主干，就像是道路的主路、大道，在人体有 12 条主干线，也叫作"十二正经"。络脉是旁支，可以理解为小街、小巷，络脉有无数条，按其形状、大小、深浅等的不同又有不同的名称："浮络"浮行于浅表部位，"孙络"则是最细小的分支。经脉在人体偏里、偏深，络脉则偏于表浅，所以《灵枢》上写道："经脉为里，支而横者为络，络之别者为孙。"经和络纵横交错，在人体里构成了一张气血运行的交通网。它内联脏腑，外接四肢百骸，可以说身体的各个部位，脏腑器官、骨骼肌肉、皮肤毛发，无不包括在这张大网之中。无论身体哪个地方堵塞了，或者哪个地方出了问题，都可以通过这张网上相应的表现，来向我们发出警告，为医生对于疾病的诊断和治疗提供重要依据。

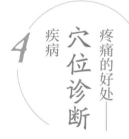

4 疾病 穴位诊断 —— 疼痛的好处

疼痛是把双刃剑，不仅能帮助我们增强自我保护意识，而且对于疾病的诊断也具有重大意义。医生们通过检查穴位的异常情况，常常可以发现许多早期的疾病。

经络是人体运行气血，联络脏腑，沟通内外，贯穿上下的路径。人体通过经络把各个器官组织联结成一个有机的整体，以进行正常的生命活动。疼痛是疾病的一种反应，在一定程度上，反映了机体的功能障碍。

当人体因某种原因，使脏腑正常的生理功能遭到破坏时，在经络相连的相应体表部位，就会出现各种异常现象，如压痛、过敏、肿胀、硬结等现象。因此，可以根据这些疼痛发生的部位，与该部位循行的经脉相联系，从而判断出机体的疾病。

全身的经络诊断

头面部

头顶痛连及两颊，为足厥阴、少阳经病；头后部痛连及颈后背部，为足太阳经病；前额痛连及眉棱骨为足阳明经病；头两侧痛连及耳部，为少阳经病；面部疼痛与阳经联系密切；面痛连及齿唇为阳明经病，腮颊肿痛则为少阳有热。

颈项部

颈后疼痛上及于后枕部，下及于背，为足太阳经枢机不利，多见于外感风寒；项痛引肩胛为手太阳经病；锁骨下窝痛为手太阴经病。

躯干部

背腰臀部疼痛多责之于足太阳膀胱经及督脉；胁肋部疼痛多为足厥阴、少阳病变，如肝气郁结、肝胆湿热；乳房胀痛多属足阳明经病，为胃经热盛；腹部疼痛多属足太阴、阳明病变；少腹拘急冷痛，连及睾丸，为足厥阴病。

经络作为脏腑与体表的联系通路，在病理状态下可以传导病邪，反应病候，而穴位是气血输注在经络上特殊的点，因此通过穴位压痛的方法，司外揣内，可以判断疾病的部位、范围、深浅。

关于穴位诊断，赵先生有一次难忘的经历。有段时间，赵先生因患慢性扁桃体炎住院，准备行扁桃体摘除术。住院期间进行了一次穴位压痛诊断检查，见中脘、右梁门穴有压痛，怀疑其患有十二指肠溃疡。追问病史，一年来有上腹疼痛，胃部反酸灼热等症状，经X光钡餐照影检查，见十二指肠球中心有龛影，正是十二指肠球部溃疡。这段亲身经历让赵先生从此对经络养生保健产生了浓厚的兴趣，彻底迷上了"神奇"的中医。

其实很多常见病都可以借助穴位来辅助诊断。记住下面的一些常用的穴位，也许对您有用。以下穴位在后面的章节中还会介绍。

呼吸系统疾病穴位诊断

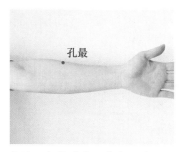

呼吸系统的一些常见病，大多数患者在手太阴肺经中"俞穴"（肺俞），"募穴"（中府），"郄穴"（孔最）穴上出现压痛反应。在慢性支气管炎的病人中，除了上述三个穴位有压痛反应外，还在足阳明胃经穴"库房穴"出现的明显的压痛反应。

孔最：在前臂掌面桡侧，当尺泽与太渊连线上，腕横纹上 7 寸。

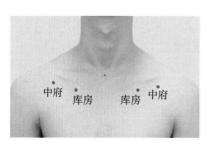

中府：在胸部，横平第 1 肋间隙，锁骨下窝外侧，距前正中线 6 寸。
库房：在胸部，横平第 1 肋间隙，前正中线旁开 4 寸。

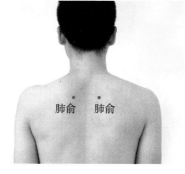

肺俞：在背部，当第 3 胸椎棘突下，旁开 1.5 寸。

消化系统疾病穴位诊断

当一个人胆道系统有病的时候，就会在他的胆经上的阳陵泉穴出现反应。

如果是胃肠道有病，就会在胃经上的足三里穴出现反应。

虽然阳陵泉穴、足三里穴分布在腿的膝关节以下，离胆和胃肠有很大的距离，但正是通过经络沟通内外、上下的作用，才使它们诊断疾病的作用得以实现。

消化系统的胃病还可以看中脘穴，肠道疾患看天枢穴，心脏系统的疾病要看心俞穴和神堂穴，泌尿系统的疾病看肾俞穴，肝胆系统疾患要看肝俞、胆俞、胆囊点穴，妇科疾病看次髎和三阴交穴，骨骼系统疾病看肾俞和大杼穴，肛门疾病看大肠俞和孔最穴等。

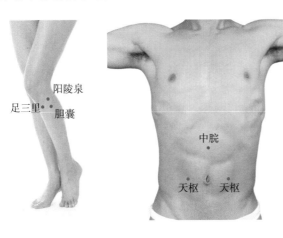

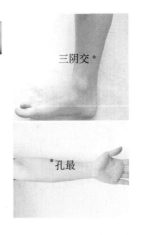

阳陵泉：在小腿外侧，当腓骨头前下方凹陷处。
足三里：在小腿前外侧，当犊鼻下 3 寸，距胫骨前缘 1 横指（中指）。
胆囊：在小腿外侧，阳陵泉下 1 寸左右之压痛点处。

中脘：在上腹部，前正中线上，当脐中上 4 寸。
天枢：在腹部，横平脐中，前正中线旁开 2 寸。

三阴交：在小腿内侧，当足内踝尖上 3 寸，胫骨内侧缘后方。
孔最：在前臂掌面桡侧，当尺泽与太渊连线上，腕横纹上 7 寸。

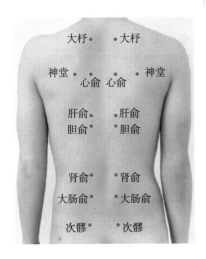

大杼：在背部，当第 1 胸椎棘突下，旁开 1.5 寸。
神堂：在背部，当第 5 胸椎棘突下，旁开 3 寸。
心俞：在背部，当第 5 胸椎棘突下，旁开 1.5 寸。
肝俞：在背部，当第 9 胸椎棘突下，旁开 1.5 寸。
胆俞：在背部，当第 10 胸椎棘突下，旁开 1.5 寸。
肾俞：在腰部，当第 2 腰椎棘突下，旁开 1.5 寸。
大肠俞：在腰部，当第 4 腰椎棘突下，旁开 1.5 寸。
次髎：在骶部，当髂后上棘内下方，适对第 2 骶后孔处。

其他疾病穴位诊断

有些疾病通常只有基础穴位的疼痛，还不足以明确诊断，需要与其他穴位结合才能准确做出定位诊断。

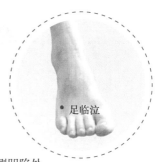

足临泣穴出现压痛说明患者可能有结石症，配胆囊点诊断胆石症，配子宫穴诊断肾盂结石，配肓俞穴诊断输尿管结石，配大巨穴诊断膀胱结石。

足临泣：在足背，第4跖趾关节的后方，小趾伸肌腱的外侧凹陷处。

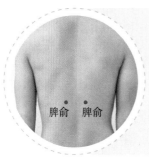

脾俞穴出现压痛或凹陷时，说明患者肌胀力低下，可能患有内脏下垂方面的疾病，配肝俞穴诊断肝下垂，配太溪穴诊断肾下垂，配下垂点（脐上2.5寸）诊断胃下垂，配子宫、次髎、带脉穴诊断子宫脱垂。

脾俞：在背部，当第11胸椎棘突下，旁开1.5寸。

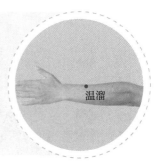

温溜穴出现压痛，说明消化道可能有穿孔，配肝俞、食管下俞（第8胸椎旁开1寸）穴诊断食道静脉曲张出血，配中脘、左承满穴诊断溃疡穿孔，配中脘、右梁门穴诊断十二指肠球部溃疡穿孔，配天枢、大肠俞穴诊断肠穿孔。

温溜：在前臂，腕背侧远端横纹上5寸，阳溪与曲池连线上。

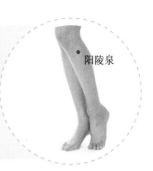

阳陵泉穴出现压痛时，说明患者可能有消化道出血，但不能定位，配中脘、左承满穴诊断胃出血，配中脘、右梁门穴诊断十二指肠溃疡出血，配天枢、大肠俞穴诊断直肠出血。

阳陵泉：在小腿外侧，当腓骨头前下方凹陷处。

　　当然，许多的疾病还要通过其他的诊断技术进行确诊，而且穴位出现的异常反应也不仅仅是疼痛，还包括结节、皮肤温度变化等，需要综合判断。但是经常检查一下这些穴位是否有明显疼痛，在一定程度上还是可以起到判断和预防疾病作用的。

第二章

最为难忍是头痛

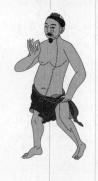

一个人一生中不止一次会遭遇疼痛，头痛是几乎每个人都会遇到的问题。在当今各类常见病症中，头痛的发生率仅次于感冒。有人说过，头痛的种类和玫瑰花的种类一样多，而头痛的降临也往往像爱情的发生那般突如其来，往往给人们的学习和工作带来了巨大的困扰。看来头痛真的是一个让人很"头痛"的问题。

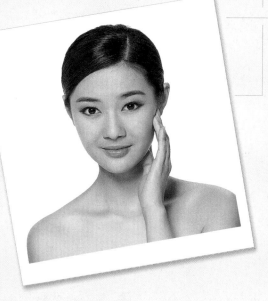

　　黄先生今年还不到 30 岁，却已经有着 15 年的头痛病史，令人不解的是，他竟然从未因此去看过病。"每次头痛发作的时候，就自己吃止痛药，而没有症状的时候又想不起去看医生，于是这么多年就一直拖下来了。"这些年来，黄先生的头痛平均每月发作一次，遇到工作压力大的时候，频率就会增加。"我想只是神经痛，没什么大碍，所以也就没正经为此去过医院。"我在给他进行针灸治疗的时候，他这样说。

　　像黄先生这样长期忍受慢性疼痛的人有多少呢？经我手诊治过的已有百余位，而从世界卫生组织发布的报告来看，全球每天至少有 400 万人在经受着慢性疼痛的折磨。每当疼痛袭来，人们往往靠自己的常识和意志力同疼痛斗争。中华医学会疼痛分会的调查显示，当人体发生疼痛症状时，70% 的人都不会到医院去检查治疗，要么自己忍着、扛着，要么服止痛药，寄希望于用忍耐来战胜疼痛，用止痛药作为维持健康的法宝。

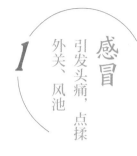

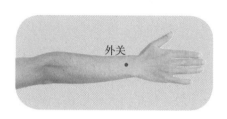

外关：在腕背横纹上 2 寸，尺骨与桡骨之间（由手背腕部横纹处，向上量两个拇指宽度，按压此处找到两骨之间便为外关穴）。

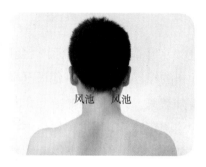

风池：在胸锁乳突肌与斜方肌之间的发际边缘，在耳后颈部的侧面可以摸到明显的凹陷（约与耳垂下缘相平），此处便为风池穴。

　　说起感冒头痛的这两个穴位，可是我的亲身体验。记得还是在高中读书的时候了，那年夏天，因为要复习考试，我睡得晚了些。第二天清早去学校参加考试，上了公交车我就开始迷迷糊糊打起盹儿来。由于这两天天气太热，公交车上的空调开得很足，没一会儿，我就被冻醒了，低头一看胳膊上全是鸡皮疙瘩，脖子也有点发僵；结果不仅考试的时候觉得头昏昏沉沉的，浑身不舒服；到了下午，鼻子开始不通气，嗓子也痒痒的，最难受的是头后面连着脖子一起疼，晚上到家一试体温，果然发热了。

　　于是母亲赶紧给我喝了好多热水，又让我上床盖好被子捂出汗来，迷迷糊糊地睡了一小会儿后，我觉得身上出了好多汗，似乎感觉好多了，就是头疼得受不了，想再睡也不可能睡着，这时候刚好父亲下班回来，听到母亲说我病了，便来到卧室看望我。

在得知我头疼以后，父亲把了把我的脉，又看了看我的舌头，便用手在我的手上点点揉揉，随着酸胀的感觉在手臂上放射，我觉得头似乎没那么疼了。过了几分钟，他又让我趴着，用手在我脑后不住地点按，酸胀的感觉让我不自主喊叫起来，但是父亲却没有手下留情，依然不住点按。

说来也奇怪，被父亲这样揉捏几下后，我的头竟然不痛了。

我读大学以后，又有一次不小心受了凉，除了头疼以外身体没有什么别的不舒服，吃药吧，觉得没有必要，自己推拿了两下，又始终不得要领，突然想到以前父亲给我治疗的情景，于是连忙打电话回去问他，父亲听了我头疼的原因后，告诉我他点按的是外关和风池两穴，外关好比为邪气通向体外的关卡，按揉外关，就好像疏通关卡，使邪气可以通向体外，能治疗头痛、颊痛、目赤肿痛、耳鸣、耳聋等头面五官疾患；而风池这个穴位，古代医家认为此穴内富含风热水湿，水湿之气胀散并化为阳热风气输散于头颈各部，因此名曰风池，受风着凉导致头痛的时候经常点按此穴，祛风效果极佳，同时对感冒、发热也有治疗效果。

父亲说，这头痛的种类繁多，最常见的、最熟悉的就是感冒引起的头痛。也就是中医所说的外感头痛，这种头疼是因为外界的邪气侵犯人体的头部，头部的清阳之气受到邪气阻滞从而导致气血流通不畅，脉络被阻滞，从而发为头痛。知道了这种头痛的原因，也就知道了只要把外邪驱逐出去，头部经络自然会畅通无阻，头痛也会随之消失。

从那以后，每逢着凉而觉得头晕头痛的时候，我都会按照父亲的方法点按这两个穴位，不客气地说，效果真是立竿见影。

2 癫顶头痛 的解决之道

点涌泉：用拇指指尖稍用力点揉涌泉1分钟，稍放松后再次点揉，反复5~8次，直至酸胀感向全足放散，而头痛缓解。

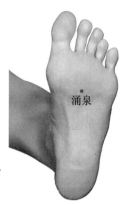

涌泉：在足底，位于足趾屈卷足时，在足心前1/3的凹陷中。卷足心时，足底会出现一个明显的人字形沟，涌泉就在人字沟的顶点。

如果你完整看过人体的全身穴位图，读过大部分穴位的名称，就不难发现，古代医家在命名穴位的时候，着实下了不少功夫，动了许多脑筋：窗、门、庭、宫、舍、堂、枢、道——这些似乎应该只和建筑有关的词汇，一而再地用在穴位命名上，不仅如此，还有泉、丘、谷、海这样用来描述自然环境的词汇；好像我们面对的并不是人体，而是一座巨大的城池，有亭台楼阁，水榭长廊……所有的穴位就好像一个一个的建筑物或者自然景观，规规矩矩的存在于这座城中。

涌泉就是其中一个很好的代表。涌泉，顾名思义就是水如泉涌，它的位置在脚心，在穴位图上（有条件的朋友可以观察三维构造的人体经络模型）你会发现，如果做一条直线，使之平行人体中轴线且穿过涌泉穴，那么这条直线必然会穿过肩部的一点，巧合的是，这点就是肩井穴。"井"和"泉"，一上一下，遥相呼应，涌泉属肾经，而肾主水，水又是生物体进行生命活动的重要物质，与生命的正常活动大有关系……或许古人是要告诉我们从井口我们可以窥见一眼清泉？

肩井：在肩上，前直乳中，当大椎与肩峰端连线的中点上。

诚然，以上这些都是我的猜想，唯一能够肯定的是，头顶疼痛的时候按摩涌泉穴对缓解头痛有十分大的效果。

涌泉作为人体的长寿要穴，不头痛的时候每天也可以进行保健按摩，但注意由于此处是肾经起始穴位，是肾中精气涌动出来的特殊位置，所以保健按摩时一定要动作轻柔，切忌暴力点按。建议大家在睡前进行：用手掌托来回搓摩双足足底部108次，以感觉发烫发热为佳。如果时间充足，搓完后再用大拇指指肚轻轻点揉涌泉49下，双足互换，以感觉酸痛为度。

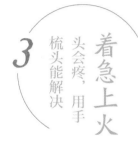

3 着急上火
头会疼，用手梳头能解决

手指梳头：双手五指微弯曲，指尖从前发际开始到后发际处做拿法5~8遍，操作时用大拇指和其余四指作相对用力，进行节律性地点揉提捏。之后再用五指指尖从前额部向后颈部反复叩击1~2分钟。

轻轻按揉百会穴，至疼痛缓解。

从风池穴开始，由上而下移动，拿颈项两侧止于颈项根部，反复8~10遍。

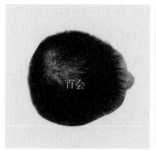

百会

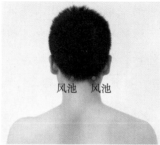

风池 风池

百会：在头部，当前发际正中直上5寸，或两耳尖连线的中点处。

———

风池：在项部，当枕骨之下，与风府相平，胸锁乳突肌与斜方肌上端之间的凹陷处。

上火着急引发头痛，男性最为常见，不夸张地说，我相信每位男士都有这样的经历，工作、生活、学习，难免不顺心，起急冒火。额头青筋暴起，全身的血液都好像上冲到脑子里，像火山爆发一样，却爆发不出去，只落得头脑发晕，同时头疼得厉害。

我的一位熟人老刘今年将近60岁了，虽然辛苦了一辈子，但身体还算不错，除了偶尔血压偏高，没啥其他大病。按理说花甲之年正是享受天伦之乐的时候，可是人生不如意十之八九。一次我们正在喝茶聊天，他正高高兴兴说着女儿身怀六甲，近日可能要生产，话音未落，手机铃声响起，女婿打电话来说女儿在医院里难产。这消息好似晴天霹雳，当时就把老刘给急坏了，他站起身来急忙要往医院赶，没想到刚走了几步，一个趔趄差点跌倒。

我连忙扶住他，让他做回椅子上，只见他双目紧闭，额头青筋突起，一只手紧紧按住太阳穴，一边按还一边拜托我去外面叫出租车，好让他赶紧赶到医院去。我一边叫服务员帮我们拦车，一边用手指帮他梳头，点按百会、风池，不多一会儿，车叫来了，我们连忙赶到医院去，谁知刚到医院门口，他的女婿就迎上来高兴地说生了个千金，母女平安。

我见他情绪好转，刚要告辞，他却转身拉住我，连声问我刚才究竟用了什么方法，让他的头疼很快就缓解了。我笑笑对他说："你这次的头痛是精神因素引起的，中医讲叫肝阳上亢。我用手指帮你梳了梳头，理顺了头部的经络，把你因为情绪激动而上涌到头部的气血疏散回身体之中，你的头自然不痛啦。如果以后还因为情绪激动，着急上火而头痛的话，你就照我说的，用手指梳梳头，再轻轻点点头顶的百会，推揉一下脖子后面的风池，就会没事了。"

中医认为情绪因素是引发疾病的一大类原因，抑郁、恼怒，精神紧张、焦急，这些情绪都极易导致肝气不和，肝阳上亢。而生活中的一些不良事件是不可能完全避免的，相同的事件发生在不同的人身上，这些不良情绪只是有些许程度和频率的不同，而老年人和高血压患者，更为敏感，因此，不但在头疼之时可以用梳头，点百会、柔风池之法，平日里也应该用梳头之法进行保健。

4 **身体虚弱**
头也疼，气海、关元帮大忙

一有空闲时间即随时揉气海、关元、足三里，每穴 2~3 分钟。

用食、中指指腹从前额两眉之间印堂穴，向上做揉法，至前发际，可两手交替进行约 3 分钟。

食指、中指并拢，用指腹从印堂穴开始沿眉毛经攒竹、鱼腰、太阳抹至耳前，反复抹推 3~5 遍。

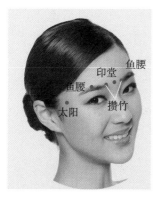
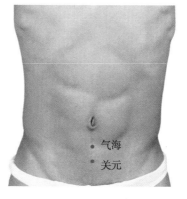
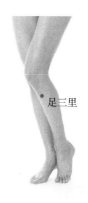

印堂：在头部，两眉毛内侧端中间的凹陷中。
攒竹：在面部，当眉头陷中，眶上切迹处。
鱼腰：在头部，瞳孔直上，眉毛中。
太阳：在头部，当眉梢与目外眦之间，向后约一横指的凹陷中。

气海：在下腹部，前正中线上，当脐中下 1.5 寸。
关元：在下腹部，前正中线上，当脐中下 3 寸。

足三里：在小腿前外侧，当犊鼻下 3 寸，距胫骨前缘 1 横指（中指）。

　　我在跟着老师实习的时候，接诊过一位女孩，那年她正好参加高考，结果却在高考前两个月突然开始经常头痛，不仅影响学习效率，整个人也昏昏沉沉的，还经常发呆，她的父母带她走访了好几家大医院，但是检查结果却没有任何异常，吃了一些健脑的药品，但是头疼的问题却得不到好转，邻居们劝他们看看中医，因此才来求治。

　　老师仔细询问了她，才知道，原来她为了挤出更多的时间准备高考，毅然决定从走读生变成住校生，这一年来，父母不在身边，一切都要自己打理，吃不惯学校的饭菜，动不动就吃泡面和面包。就这样坚持了半个学期，随着高考的一天天逼近，课业负担也越来越重，她才感觉有点吃不消了，特别是这两个月总是莫名其妙地头痛，尤其是比较累的时候更严重，有时候还发晕，并且总觉得神疲乏力，大大影响了学习效率。父母来看她，感觉女儿明显瘦了，脸色也不像以往那么红润，苍白中还带着萎黄色，老师和同学都很替她担心。

知道了女孩儿的病因，老师又号脉看舌象，问了一些饮食起居情况之后，稍加思索，便写下了针灸处方，并嘱患者回家后每日熏灸小腿外侧及腹正中线15分钟。

就这样经过了7次的治疗，女孩儿的面色一次比一次红润，头痛也越来越少发作，最后竟完全好了。

空闲的时候我问老师，关元、气海、足三里这些看似和头痛一点都没关系的穴位，加上熏灸小腿和腹部，这样治疗女孩儿的头痛究竟是何用意呢？

老师说，现代社会，生活节奏的加快、压力的增大，使忙忙碌碌中的人们对自己的健康无暇顾及，工作、学习过于劳累，饮食又经常不规律或热衷于便捷而缺乏营养的快餐，缺乏足够的休息，导致气血的消耗速度明显大于生成速度，久而久之，身体当然吃不消，各种虚弱的症状就会表现出来。但是很多人都只知道着急上火、感冒发烧等会引发头痛，却不知在中医理论中，还有一种血虚头痛，不能对证治疗，久而久之，受这类头痛困扰的人们急剧增多。对付这类头痛，我们应该采用气血双补的方法，关元、气海两穴可以培补、生发元气，足三里有补益后天、强壮脾胃之功，这三个穴位合用共同补养气血。小腿外侧是足阳明胃经的循行线，腹正中线乃任脉，每天熏灸能达到强身健体，益气养血的效果，小姑娘血气上荣于头了，脑有所养，血虚头痛自然就痊愈了。

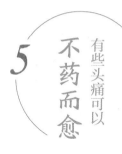

5 有些头痛可以 不药而愈

◎ 调整心态

◎ 纠正不良习惯

平时工作忙了，我也会偶尔头痛，中医不是讲究辨证论治吗，想不明白原因，似乎就没办法根治这种没来由的头痛，可是越是想知道是什么原因，越仔细地想，头痛的就越厉害……等不痛的时候再回想之前那次头痛是怎么解决的，又似乎什么办法都没用，慢慢地头就不痛了——相信这种经历很多经常头痛的朋友会碰到，其实无论什么疾病所引发的头痛，都很难在短时间内根治，要想避免疾病的发生就更需要制定一个长期的保养方法。经过一段时间摸索，我发现对付头痛，一是心态十分重要，要从内心积极消除紧张焦虑的心理，适时放松自己的紧张情绪，避免长时间处于一种紧张状态，在工作学习之余多听一听轻音乐、观看一些喜剧片、娱乐片，或者外出散步，以缓解工作、学习引起的过度心理压力，放松自我。二是无论工作怎么忙，不良的生活习惯都必须改正，生活要规律化，每天保证睡眠质量，避免失眠；饮食尽量不吃含有诸如酒精、巧克力、牛乳制品、柠檬汁等易诱发头疼的食物、饮料；适时添加衣被，避免寒冷空气侵袭，力争将头痛降到最低点，持之以恒地执行这些保健策略，可减少头痛发作次数，大大提高生活质量。

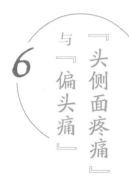

6 "头侧面疼痛"与"偏头痛"

点率谷，掐头维。

将外耳廓对折，在耳尖上方约两横指的头侧部可取到率谷穴，用拇指尖端用力点按此穴，有明显酸胀感觉。持续点按约1分钟，放松几秒后重要点按，直到头痛缓解；然后在两侧额角（前发际与侧发际相交界处）取头维穴，将一手拇指与食指分开，指尖分别点在两侧额角头维处，同时用力掐按1分钟，多次重复可止头痛。

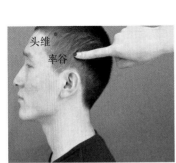

头维：在头部，当额角发际直上0.5寸，头正中线旁4.5寸。
率谷：在头部，耳尖直上入发际1.5寸。

一日去门诊，偶然听到两位陪着孩子来的家长聊天，其中一位突然停下了话茬儿，皱眉说："哎呀，我的头又疼了，这偏头疼啊，就是没办法，疼起来真难受啊。"另外一位听了连忙接着说："你也有偏头疼？我也是，唉，动不动就发作，头这两边疼的'嗡嗡'的。"

在众多的头痛类型中，有过"头侧面疼痛"经历的人可不少。但是头侧面疼就是偏头疼吗？医书上印着："血管性偏头痛（简称偏头痛）是常见的急性头痛之一，系由于发作性血管舒缩功能障碍以及某些体液物质暂时改变所引起的疼痛。病因尚不明，常有家族史，且以女性多见。其临床表现为：发作前幻视、幻觉、偏盲等脑功能短暂障碍，继则呈一侧性头痛，为搏动性钻痛、刺痛或钝痛，剧烈时伴眩晕、出汗、恶心呕吐、心悸、便秘等症，持续约数小时。一般间隔数周复发，呈周期性发作。"可能很多朋友都会觉得这描述也太厉害了，只是头侧面痛而已，有这么可怕吗？

要知道，"头侧面疼痛"与"偏头痛"可不能划等号。偏头痛不仅容易被外界因素诱发，同时也是一种逐步恶化的疾病。它和前文中所说的那种"不药而愈"的头痛的区别就在于偏头痛的患者有血管舒缩功能障碍从而引发头痛，简单说就是脑袋里有了器质性的病变了，研究显示，偏头痛患者比平常人更容易发生大脑局部损伤，头痛的次数越多，大脑受损伤的区域会越大。

对付"头部侧面疼痛"这种症状，首先要到医院确诊，如果真是由器质性病变引发的，那么一定要及时治疗，注意平时的保养。在对症治疗上，可以采用点率谷、掐头维的方法应急治疗。

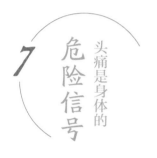

7 危险信号 头痛是身体的

如果出现以下症状应尽快就医：

头部受到重创后出现疼痛；

头痛持续不缓解，逐渐加重；

无明显诱因的反复发作和儿童发生头痛；

出现与普通头痛无关的伴发症状，如视物模糊，严重的恶心呕吐。

头痛的种类繁多，问题也可大可小。有很多头痛并不是什么严重问题引起的。比如感冒头痛，睡眠不足，精神紧张等等。这些类型的头痛，我们基本都能找到原因，这时不用急着到医院照头部 CT，也不需要忙着吃止痛药；但是有些头痛可能是一些严重疾病的信号。

2007 年底的时候我去外地办事，当地一位老朋友要我带着诊箱赴宴，我猜他又想让我"顺手"给他看病了，结果没想到，他带来的是他的岳父。

老人家一进来就念叨着头疼，朋友对我说他的岳父早年因为工作繁忙有个头痛的毛病，退休以后只是断断续续的发作过三四次，可是这次头疼发作有一个月了，喝了好几副中药都不见好，也去了当地的诊所扎过针灸，可是都不见好，想请我再看看。

"您去医院检查了吗？"我观察到老人家的面色不太好，"还有别的不舒服么？"

老人摆摆手，"头痛嘛，十几年的老毛病了，还去什么医院啊。以前工作的时候一个月总要疼个五六次的，去医院检查根本没事儿，没什么大惊小怪的，就是累的。"

"这么说可不行哟，以前您头痛也持续过1个月？"我笑着追问。

"那可没有，都是断断续续的，这次可真是弄得我寝食不安。"他停了一下，问道："光顾说我的事儿了，您贵姓？"

可不嘛，这一进门就光顾说头疼了，朋友也没插上话介绍我，于是我掏出名片递给老人，"我姓程，是一名针灸医生。"

"爸，您别看他年轻，已经是副教授了哟。"朋友在一边接着说。

老人家接过名片，拿到眼前看了很久，"哎呀，这里的灯光怎么这么昏暗，我都看不清楚字了。"

听到这话，朋友疑惑地看着我："这里的灯光不暗啊，而且我爸以前眼神好得很，花镜都很少用的。"

他这么一说，我给老人诊了诊脉，又看了看舌象，"伯伯，您得听我的，明天去医院检查一下。十几年前的检查是十几年前做的啦，过了这么久，检查技术更先进了，再去查查，要是检查结果没问题，我再给您扎针，保证让您不头痛了，您看这样行不？"

"程大夫，您是说我脑袋里有病了？"老人听到这个话，似乎有些不高兴。

我摇摇头，"我只是让您检查一下，好让大家放心嘛。"

"我看不必了，我自己的身体我自己清楚。"老人家有些烦躁，"来，不说这个了，我们吃饭吧。"

朋友见状无奈的看看我："他就是这么个倔犟脾气。"

结果席间，老爷子突然觉得头晕眼花的，我赶忙给他扎了几针，缓解了症状，又劝他去医院，他却仍旧不同意。最后，这场"诊疗"就这么不了了之了。

回到北京以后，没过多久，我打电话给朋友，想问问老爷子有没有好转，哪知朋友又生气又无奈地说，老人家几天前突然中风，好在当时家里有人，送到医院比较及时，检查结果显示脑梗的面积不小，虽然很快就摆脱了生命危险，但现在还在住院接受恢复治疗。

其实，像突然发生的剧烈头痛，儿童、老年人反复发生的头痛，首次发作、越来越重的持续性头痛，影响正常生活和工作的头痛，伴有精神或神经症状的头痛，伴有惊厥抽搐的头痛，外伤后的头痛等等，这些都是身体的危险讯号，所以，当出现头痛症状时，你不妨自我检查一下是什么导致了你的头痛，再想想自己身体有没有些别的变化，然后到医院去做一些对应的检查，再对症下药，才能给予头痛最有力的反击。

8 临时缓解
任何类型头痛的方法

端坐凳子上，先做干洗脸。

双手掌指及指间关节微屈，以指端或指面着力，从前发际开始，向后至头顶部梳理 3~5 分钟。

然后十指散开叩打头皮数次。

再点揉印堂、头维、太阳、率谷、风池等穴。

最后双手掌由耳后向枕后推 10~20 次。

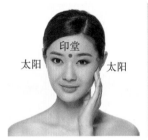

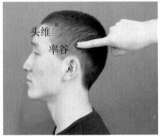

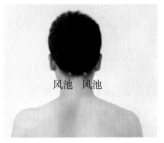

太阳：在头部，当眉梢与目外眦之间，向后约一横指的凹陷中。

印堂：在头部，两眉毛内侧端中间的凹陷中。

头维：在头部，当额角发际直上 0.5 寸，头正中线旁 4.5 寸。

率谷：在头部，耳尖直上入发际 1.5 寸。

风池：在项部，当枕骨之下，与风府相平，胸锁乳突肌与斜方肌上端之间的凹陷处。

　　被头痛困扰了，想去医院却一时半会儿没时间，想继续工作头痛却影响工作效率，到底该怎么办？相信没有人愿意放弃学业和工作，更没有人愿意放弃健康！难道鱼和熊掌真的不能兼得？其实不然，端坐凳子上，先做个"干洗脸"，双手掌指及指间关节微屈，以指端或指面着力，从前发际开始向后至头顶部梳理 3~5 分钟，揪住头发，牵动头皮，让头皮一紧一松交替进行几次，然后十指散开叩打头皮数次，再用拇指点揉太阳、率谷、头维、印堂、风池等穴，最后双手掌由耳后向枕后推 10~20 次，这样下来，就能暂时缓解你的头痛，让你专心学习或者工作啦，不过要记住忙完以后一定要分析一下头痛的原因，必要的话要去医院。

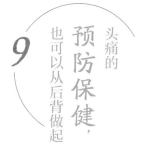

9 头痛的**预防保健，**也可以从后背做起

拔罐　在背部涂适量的刮痧油或者红花油，选择适当大小的火罐，将罐吸拔于背部，然后沿脊柱两侧上下来回推拉火罐，以背部上 1/3 为主，至皮肤出现红色瘀点为止。然后在大椎穴和出痧部位拔罐。一般留罐 10~15 分钟。常用的拔罐方法包括走罐和留罐。

留罐　留罐法又称坐罐法，即将罐吸附在体表后，留置 10~15 分钟，然后将罐起下。这是常用的一种方法，一般疾病均可应用。

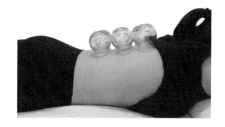

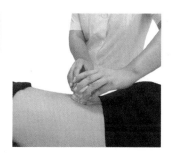

走罐　走罐法也称推罐法，即拔罐时先在所拔部位的皮肤上涂一层凡士林等润滑剂，再将罐拔住。然后握住罐子，向上下、左右需要拔的部位往返推动，至所拔部位的皮肤红润、充血甚至瘀血时，将罐起下。此法适用于面积较大、肌肉丰厚部位，腰背、大腿等部位。

相信不少我的同龄人，或者我的父辈小时候都被家里拔过罐儿或者刮过痧。不知道从什么时候开始，拔罐和刮痧成了穷苦百姓看不起病时的"土办法"，上火了，身体不舒服了，受风了，都可以用这种方法治疗。拔罐的工具要求较高，最好是玻璃罐，瓷罐子（我小时候还见过别人用酒杯子拔罐的）；能用来刮痧的工具就多了，可以是一把瓷勺子，一个小瓷盘子，也可以是一个顶针，讲究的人家可以用牛角梳子的梳背，后背抹上点香油，也就这么刮了。刮到皮肤出痧，再多喝几碗热开水，盖着被子睡一觉，到第二天早晨起来，有个头疼脑热的也就好得差不多了。

治疗头痛，拔罐儿比较有效，所以咱们重点说说它。传统医学认为拔罐具有通经活络、行气活血、消肿止痛、祛风散寒等作用，适应范围比较广泛，对风寒湿痹、腰背肩臂腿痛、关节痛软组织闪挫扭伤以及伤风感冒、头痛、咳嗽、哮喘、胃痛、呕吐、腹痛、泄泻、痛经等疾病都有疗效。看到了吧，这拔罐的治疗范围，基本把咱们这本书所要解决的疼痛问题都概括进去了，怪不得老百姓爱用这个方法呢。

除了治疗的病症比较广泛外，这种治疗方法也比较容易掌握，操作性强。工具应手的话，学一次，给人拔上几个罐就学会了。

tips

（1）拔罐时的注意事项

拔罐时要选择适当的体位和肌肉丰满的部位。若体位不当、移动，骨骼凹凸不平，毛发较多，则罐容易脱落；用火罐时应注意避免灼伤或烫伤皮肤；皮肤有过敏、溃疡、水肿及心脏、大血管分布部位，不宜拔罐，高热抽搐者以及孕妇的腹部、腰骶部也最好不要拔罐。

（2）拔罐烫伤了该怎么办

如果烫伤或留罐时间太长而致皮肤起水泡时，小的无须处理，但要防止擦破——不要认为起泡了就要挑破才能好得快，水泡弄破了很容易引发感染；水泡较大时，才应该用消毒针将水放出，涂点龙胆紫药水，或用消毒纱布包敷，以防感染。

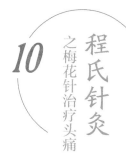

10 程氏针灸
之梅花针治疗头痛

梅花针是皮肤针的一种。皮肤针针头呈小锤形，针柄一般长 15~19cm，一端附有莲蓬状的针盘，针盘下面散嵌着不锈钢短针。根据所嵌不锈钢短针的数目不同，可分别称为梅花针（五支针）、七星针（七支针）、罗汉针（十八支针）等。它的用法是用针头来叩刺人体一定部位或穴位的皮肤。操作时，上臂带前臂，前臂带腕指，协调动作，切忌肌肉紧张，要有举重若轻的感觉。特别需要注意的是针尖与皮肤的垂直和位置相对固定，保持垂直可以使针头的七个小针尖同时落在穴区皮肤上，不会刺破皮肤而出血；保持位置固定可以使穴区得到持久的刺激而起效。

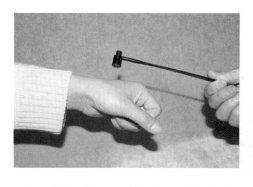

祖国医学认为，头为"诸阳之会"，人体五脏六腑和营卫气血都上会于头部，所以许多疾病均可伴发头痛。程氏针灸的梅花针疗法，在治疗头痛上也有其独到之处，方法如下：沿头顶正中线从前发际向后发际叩刺，重点叩刺头顶百会穴附近及颈椎两侧。同时，如果疼痛部位在头枕部，则加刺头后部、风池穴；前头痛及额部痛加刺额部、印堂、合谷；偏头痛加刺后颈部、内关、外关；全头痛者加刺合谷、足三里；可以每天叩刺一次，或痛时来刺，一般能即可收效。慢性头痛者，可每日或隔日一次，2 周一个疗程，直至痊愈。

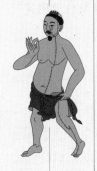

第三章

牙痛也是病

据说人类 8000 年前已经开始治疗牙齿了。美国哥伦比亚大学的一个考古队在巴基斯坦考古挖掘时找到了古代人类的牙齿，上面有被钻过的窟窿。考古学家说，这明显是"治疗牙痛过程中钻的窟窿"，因为这些窟窿被钻得非常精确，而且还留下了非常集中的槽。是不是人类真的这么早便掌握了这样的技术，还有待于进一步探索研究，但牙痛确实是有牙的动物都应该"享受"的权利。

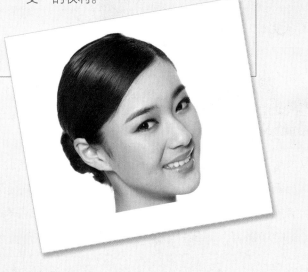

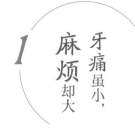

1 牙痛虽小，麻烦却大

2007 年 7 月，中央电视台二套《健康之路》栏目播出了一期节目。说的是一位三十多岁的小伙子小杨，被一种剧烈难忍的牙痛给缠上了，险些要了他的命。

起初，小杨只是感觉到右侧后方的牙齿持续作痛，朋友劝他去看牙医，但他觉得这小小的牙疼，吃点药，消消炎也就过去了，哪至于去医院呢？没想到几天的消炎药吃下去，牙痛的感觉反而越来越严重，疼得他整晚整晚的睡不着觉，腮帮子也肿得老高，这才觉得事情不妙，急忙请假去医院的口腔科，要求医生拔掉疼痛的牙齿。

可是，这牙想拔还拔不下来了，怎么回事呢？原来他由于牙齿炎症导致牙关紧咬，嘴巴完全张不开了！医生只能先采取常规的抗生素治疗，等炎症消下去再拔牙。谁曾想治疗进展的并不顺利，小杨的病情仍在迅猛发展，他的脖子开始变得又肿又疼、胸部也开始觉得疼痛，同时呼吸困难。面对他相当危急的病情，当地医院将他紧急转诊到了省人民医院。经过省人民医院胸外科的医生的检查诊断，确定小杨是由于牙齿感染没有得到及时的控制，细菌顺着颈部组织下移到了纵隔，引起了纵隔炎。

俗话说"牙痛不算病，痛起来要人命"，前半句话当然没人相信，无缘无故怎么会牙疼呢。但后半句应该是很多人的肺腑之言了。

纵隔炎是一种比较严重的感染性疾病，死亡率高达 40%，这么高的死亡率是因为心脏、大血管、食管、气管等这些人体的重要器官和脏器都在纵隔区域内，所以一旦这个地方发生化脓性感染，就会直接造成脏器损伤、穿孔或大出血。此外，如果治疗不及时，细菌进入血液放出毒素，产生毒血症，病人就会休克，对心脏、肾脏、肝脏造成影响，导致死亡。

有些人会说你别吓唬我们，像小杨这样的事例恐怕是万里挑一了。的确，绝大部分牙痛不至于要人命，但其带来的苦痛却非比寻常。这是因为颌面部的血管神经非常丰富，而人牙痛的时候，引起牙痛的诱因直接刺激三叉神经以及眶上神经，所以牙痛往往伴随着额面部和头部疼痛，让人难以忍受，所以说，牙疼这个病，虽然说是小病，可是有的时候还真可能引起大的麻烦，于是又有俗语云：牙痛惨过大病。

所以牙疼时，我们绝不能掉以轻心，要及时就诊，排除严重性的疾病。

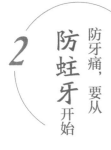

2 防蛀牙 防牙痛，要从开始

◎ **按揉合谷**：用拇指指尖，按于对侧合谷穴，沿第2掌骨中点处向掌骨方向掐按，其余四指置于掌心。适当用力由轻渐重掐压0.5~1分钟。

◎ **从下关揉到颊车**：用双手中指或食指指尖，放于同侧面部的下关穴，适当用力按揉0.5~1分钟，然后将手指从下关穴缓慢的揉推到颊车穴，同样用力按揉0.5~1分钟，至两穴发酸发热为佳。

预防蛀牙

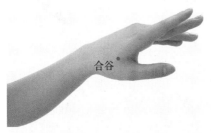

合谷

下关
颊车

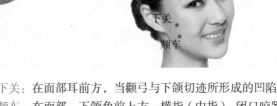

合谷：在手背，第1、2掌骨间，当第2掌骨桡侧的中点处。

下关：在面部耳前方，当颧弓与下颌切迹所形成的凹陷中。
颊车：在面部，下颌角前上方一横指（中指），闭口咬紧牙时咬肌隆起，放松时按之有凹陷处。

这些年一直有个十分知名的广告语"牙好，胃口就好，吃嘛嘛香，身体倍儿棒"，这话妙就妙在不仅通俗，还一语道破了健康的玄机：要享受生活中的各种各样美食，就要有一口好牙齿。

要说一个人有没有一口好牙齿，相信大家最先联想到的就是他有没有蛀牙。

有蛀牙是挺痛苦的事情，入口的食物稍微有点冷热酸甜牙齿就会开始疼，自然就没什么好胃口继续进食了，还要去补牙或者拔牙（在我的印象里，口腔科的味道总是比医院别地方难闻）。要想没有蛀牙，从小就得养成良好的生活习惯，少吃糖，勤刷牙；但是爱吃糖、吃甜食似乎是小孩子的天性，满嘴黑黑的大蛀牙也成了许多孩子挥之不去的儿时记忆。

还记得幼年时有一次陪着祖父去镶牙，候诊的就有好几个小朋友，一边被父母训斥着"让你吃那么多糖，长虫牙了吧！"一边哭的很大声。加上医生用的钻头"滋滋"的声音在楼道里此起彼伏，我心里像猫抓一样，很不舒服。好不容易熬到祖父镶完牙出来，要带我去买糖葫芦，我一听直摇头："我不要长虫牙。"祖父哈哈大笑起来，紧接着就点点头，拿起我的手说："糖是要少吃，可是也不能完全不吃嘛。"话虽如此，但是天天听父母说"虫牙"，谁还敢多吃呀……我仍摇头："以后我再也不吃糖了！""鬼灵精，你忍得住永远都不吃糖？"祖父又笑起来，笑过后，他用手点了点我的手，又搓了搓我的脸颊："糖葫芦不吃就不吃吧，不过以后你要是怕长蛀牙，就可以每天揉揉手，搓搓腮帮子来预防。"那个时候我哪懂得穴位呀，直到后来才明白，祖父其实是教我用点按合谷，推揉下关、颊车的方法固齿护牙。

当然，如果已经有"蛀牙"了，也就是"龋齿"，那么别无选择，只能求助于专业的口腔门诊，这会儿只有牙医才是我们唯一救星。所以，一旦发现了龋齿，决不能一拖再拖，即使没有疼痛，也应尽早治疗。早期还可以修修补补之后继续使用，时间久了龋洞越来越大，那就真的"朽木不可雕"了，只能连根拔起，用假牙取而代之了。

口腔保健操

1
揉穴
⌄

以手指分别揉按两侧下关、颊车穴位，有疏通口腔经络，周流气血，增加唾液的分泌作用。

2
叩齿
⌄

集中思想，上、下颌牙齿相互轻叩，先叩后牙，再叩前牙，不可用力过大，以期保护牙齿坚固，增进牙周组织的防御能力和咀嚼功能，预防牙周疾病。

3
揽海
⌄

就是舌功，即用舌尖舔牙齿的腭侧、舌侧的牙龈，有促进血液循环，清扫软性污物的作用。

4
漱津
⌄

右手按摩上颌，左手按摩下颌，可左右交叉地进行。当口腔内的唾液增多时，将所生津液（即唾液）鼓漱数次，然后咽下，可旺盛牙周代谢，减少口腔细菌，增强抗病能力。

5
下颌
运动

即做张口、闭口、下颌前伸和向左右两侧运动，速度要慢，不可用力过猛，可强壮颞颌关节的活动功能。可适当配合音乐，每节以 32 拍为好。

3 胃火引发牙痛，调节饮食加曲池、内庭

坐位或站位，全身放松，双眼平视微闭，呼吸调匀，静息1~2分钟。

点曲池、揉内庭：先用拇指指尖用力点住曲池约1分钟，然后改点为揉，至穴位发热后慢慢按揉同侧的内庭穴1分钟，而后再用同样的方法按摩另外一侧的曲池、内庭，两对穴位总计按揉5分钟左右。

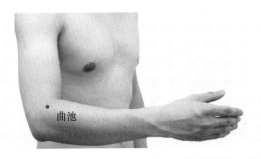

曲池：在肘横纹外侧端，屈肘，当尺泽与肱骨外上髁连线中点。

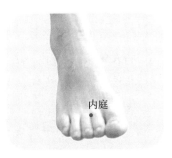

内庭：在足背，当第2、3趾间，趾蹼缘后方赤白肉际处。

龋齿牙痛不难理解，可是没有龋齿，牙齿好好的也会疼痛，这是怎么回事？

大学、研究生、博士这一路读下来，我在学校待了好几年，同窗好友可算是遍布全国各地，这些同学里面，四川来的给我的印象最深刻，他们既热心助人，又能吃苦，特别在对待学习上：很多次，我看到他们为了节省下排队买饭的时间用来学习，匆匆忙忙地买个馒头、吃个包子，就把午饭解决了。

记得那一年学校四川籍的研究生特别多，大家经常一起聚餐，玩玩闹闹，非常热闹；唯一有点为难的是：每次点菜的时候，全是川味的。"呵，你们这是把平时吃不到的全都补回来了吧？"我开玩笑，

他们倒一点都不遮遮掩掩，吃的时候大快朵颐、毫不留情，一个个都红光满面，神采奕奕；说实话，川菜的辣椒、花椒味浓烈非常，油盐等调味料都用的很多，一向喜好清淡的我突然吃这么厚重的味道还真有点不适应，不过既然大家高兴，就一起吃吧，果然大汗淋漓，十分痛快！可是头一次这么吃下来，晚上回家没多久牙齿就开始不舒服，越来越痛，还有灼热的感觉，胃里也火烧火燎的，害得我一晚上没睡好。早上起来照镜子一看，牙龈又红又肿又痛，连牙都不敢刷了。

母亲看到我早餐都没吃好，连忙追问怎么回事，我才把头天晚上聚餐的事情说了，结果接下来的好几天，我家的饭菜都以清粥小菜为主，再加上每天水果不断，牙疼这才慢慢地消了下去。

后来回到学校，我把这事儿和川籍的好朋友一说，谁知到他一拍大腿："你啊你，怎么不知道活学活用啊！"说完就将一根银针就扎进了我的曲池穴，"以后再和我们出去吃喝，回来就用曲池和内庭去胃火吧！"

原来他们早就发现因为气候的差异，在北方大量吃川菜很容易引起胃火，消化出问题，牙疼也是常有的事情，不仅牙龈、腮颊红肿疼痛，甚至有时候还会溃脓，张口困难，同时还会口臭和便秘；"吃点冷饮可以缓解这种疼痛，但是好歹咱们是医生，就得活学活用！"朋友自豪地说，"曲池、内庭，最多再加个合谷，包你吃多少辣椒都不会牙疼！"

他这话说得还真夸张，不过日常生活中，这种牙痛倒是很常见，这是中医所说的胃火牙痛。《景岳全书·齿牙》说："此之为病，必为美酒厚味膏粱甘腻过多，以致湿热畜于肠胃而上壅于经，乃有此证。"意思就是说，大量食用辛辣、油腻、煎烤等食物，会酿成胃肠湿热，湿热沿经脉熏蒸牙齿、牙龈，所以出现牙齿疼痛，牙龈红肿。对付这种牙疼，可以按照我朋友的办法点揉曲池、内庭，疼的比较厉害的可以加合谷穴止痛，更为重要的是保持良好的饮食习惯，尽量避免大量使用辛辣油腻味道厚重的食物，多吃清淡菜肴，多吃水果，这才是正确的解决之道。

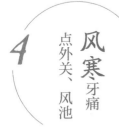

tips 胃火牙痛应该避免"冷热酸甜想吃就吃",多吃能够清胃泻火,凉血止痛的食物,如牛奶、贝类、芋头和南瓜、西瓜、荸荠、芹菜、萝卜等新鲜的红、黄、绿色蔬菜。忌食辛辣、油炸、熏烤、坚硬、粗纤维食物。

4 风寒牙痛
点外关、风池

◎ **点按外关穴** 点按应持续 2 分钟,以穴位酸胀发热为佳。

◎ **按揉风池穴** 用双手拇指指尖,分别放在同侧风池穴,其余四指附在头部两侧,适当用力按揉 0.5~1 分钟。

◎ **揉按面颊部** 用双手掌掌心,分别放在与手同侧面颊部,适当用力揉按 0.5~1 分钟,用力可逐渐加重,以面颊部发热或有酸胀感窜至痛处为佳。以按摩患侧面部为主。

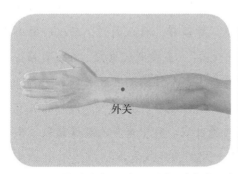

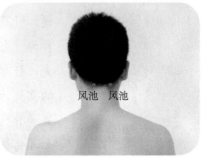

外关:在前臂背侧,当阳池与肘尖的连线上,腕背横纹上 2 寸,尺骨与桡骨之间。

风池:在项部,当枕骨之下,与风府相平,胸锁乳突肌与斜方肌上端之间的凹陷处。

"牙龈肿痛?快去火吧!"这是某段时间电视上常见的一种口腔疾病药物的广告语。这无异于告诉我们牙痛等于上火,难道牙疼都是火在作怪吗?

当然不是。就算是"火"引发的牙痛,也不一定就是胃火,何况还有许许多多其他原因导致的牙疼呐!

相信很多人有过吃雪糕的时候，一大口咬下去，顿时感到牙齿和牙龈冰凉不适，甚至疼痛的经历。很明显，如果是上火，吃冰凉的食物是能够缓解疼痛的，而这种牙痛正好与胃火的牙痛感觉相反，也就是说，这种牙痛表现为牙齿冷痛，喝热水后有所缓解。像这种情况，正是说明，牙痛是因为寒邪入侵所引发的，如果你的牙痛属于这一类，那一味地滥用祛火药品，岂不是南辕北辙？这样不仅不会减少病痛，反而会给身体带来更大的伤害。

5 老年人的 肾虚 牙痛

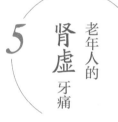

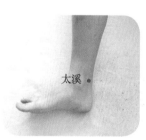

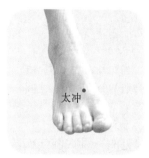

◎ 点按太溪、太冲 每个穴位按揉或点按 2 分钟左右。

拇指指尖立起，用力掐按两穴，使酸胀感向足跟、足趾部放散，每次 3~5 分钟的点按，即可补益肝肾。因为这两个穴位分别是肾经和肝经的原穴，与肝、肾二脏的脏腑之气直接相通，肝藏血、肾藏精，精血同源，所以肝肾合称为"先天之本"，点按两经原穴，可使肾精得充、肝血得养。有条件的朋友还可以加上腰部的熏灸治疗，同样能够补益肾气，因为此处有直通肾气的肾俞穴，对中老年人腰膝酸软、头晕耳鸣都有一定的治疗效果。

太溪：在足踝区，内踝尖与跟腱之间的凹陷中。

太冲：在足背，第 1、2 跖骨间，跖骨底结合部前方凹陷中，或触及动脉搏动。

来针灸诊所治疗牙疼？现在说起这个，大家可能会很奇怪，可是祖父的病案中，我就发现了一个奇怪的诊疗记录。

"患者王某某，女，61 岁，腰疼 2 周，伴牙疼一周，咀嚼困难，腰部曾推拿治疗 3 次，未见明显效果……"这篇记录后面的字由于时间比较久远，已经看不清晰了，我决定让祖父亲口给我讲讲这个病例。

"你说这个病例啊？"祖父用手指着模糊不清的文字，"这位女患者是腰疼加上牙疼，她当时挂了两个号，结果牙科人太多，就先到我这里来看了。从我这里看完，腰也不疼了，牙也不疼了，你说神奇不神奇？"

"爷爷，那您快给我讲讲吧，这是怎么回事呢？"我按捺不住好奇心，追问道。

"这是一例很典型的肾虚牙疼。这个患者腰疼，但是又没有外伤史，而她的年纪已经不小了，说是在家附近的医院做了几次推拿治疗，都没什么效果。疼呢，也不是针扎那种疼，而是隐隐的，主要是一阵一阵的酸疼，晚上疼的严重些，也影响了睡眠，经常头晕耳鸣；牙疼是在腰疼出现后大约一周才发生的，她也没有蛀牙，牙龈略微水肿，颜色偏暗红，就是牙齿松动的比较厉害，掉了几颗牙了，当时几乎吃不了东西，脉比较弱，"祖父一边看着模糊不清的记录，一边回忆着说，"我当时就给她扎了下关、颊车、太溪、太冲、应该还让她接受了腰背部的熏灸治疗。大概 3 次吧，她就好了。"

传统医学中，有些牙痛是由虚火导致的，也就是大家熟悉的"阴虚火旺"，而人的五脏六腑中，我们说"肾主骨，齿为骨之余"，肾气的盛衰和牙齿的好坏有非常大的关系，肾阴亏损就不能制约肾阳，从而使肾阳相对来说比较旺盛，表面上看是上火，其实这种火是"虚火"，由此也可导致牙痛。一般表现为牙痛隐隐，时作时止，牙根浮动，牙龈微红肿，或牙龈萎缩，这与实火牙痛时牙龈红肿热痛，口干舌燥的感觉完全不同，有些中老年人平时常有头晕耳鸣，腰膝酸软等不适，这都是肾虚的表现。

虚火牙痛大多发生在老年人身上，应多吃一些可以滋阴益肾的食物，如皮蛋腐竹粥、甲鱼、枸杞、山药、百合、梨等，可以有效地缓解疼痛的症状。

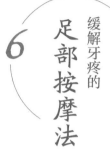

6 缓解牙疼的 足部按摩法

　　足部按摩可自我按摩，也可他人按摩。自我按摩本人可取坐位，身体与脚部成70°~80°角，先将左脚放在右腿上，用左手握着左脚跟关节，用右手按摩左脚10~15分钟后交换按摩右脚。他人按摩则患者坐、卧均可。

❶ 按摩三叉神经反射区，三叉神经反射区位于踇趾外侧与第二趾挤压而成的约半圆形的平坦面（见附录足底反射区示意图）。操作时一手握脚，另一手的拇指指端施力，从趾端向趾根方向按摩，力度以产生酸痛为宜。

❷ 按摩上颌反射区，上颌反射区位于双脚脚背踇趾指间关节横纹前方的带状区域（见附录足背反射区示意图）。按摩时一手握脚，另一手的拇指指腹或食指第一指间关节顶点施力，由内向外按摩，力度以产生酸痛为宜。

❸ 按摩下颌反射区，下颌反射区位于双脚脚背踇趾指间关节横纹后方的带状区域（见附录足背反射区示意图）。按摩时一手握脚，另一手的拇指指腹或食指第一指间关节顶点施力，由内向外按摩，力度以产生酸痛为宜。

❹ 按摩上身淋巴结反射区，上身淋巴结反射区位于双脚外踝与腓骨、距骨间形成的凹陷部位（见附录足外侧反射区示意图）。操作时一手握脚，另一手半握拳，食指弯曲，以食指第一指间关节顶点施力，定点按压，力度以产生酸痛为度。

7 刮痧——缓解牙痛的好方法

刮痧部位

◎ 由下关过颊车到承浆；

◎ 由翳风到天容；

◎ 由风池到肩井。

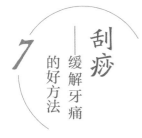

下关：在面部耳前方，当颧弓与下颌切迹所形成的凹陷中。

颊车：在面部，下颌角前上方一横指（中指），闭口咬紧牙时咬肌隆起，放松时按之有凹陷处。

承浆：在面部，当颏唇沟的正中凹陷处。

翳风：在耳垂后方，当乳突与下颌角之间的凹陷处。

天容：在颈部，下颌角后方，胸锁乳突肌的前缘凹陷中。

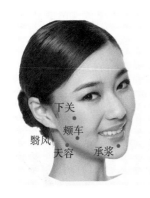

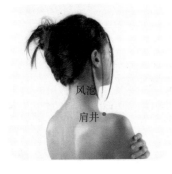

风池：在项部，当枕骨之下，与风府相平，胸锁乳突肌与斜方肌上端之间的凹陷处。

肩井：在肩上，前直乳中，当大椎与肩峰端连线的中点上。

在头痛那一章的末尾，我给大家介绍了拔罐治疗头痛的方法，现在咱们来说一说刮痧。

刮痧是传统的自然疗法之一，是用牛角、玉石、硬币等器具在皮肤相关部位刮拭，通过良性刺激，充分发挥营卫之气的作用，使经络穴位处充血，改善局部微循环，起到祛除邪气、疏通经络、舒筋理气、祛风散寒、清热除湿、活血化瘀、消肿止痛，以增强机体自身潜在的抗病能力和免疫功能，可达到疏通经络、治疗疾病的目的。

　　说起刮痧这个事儿，我给大家介绍一部老电影，名字就叫《刮痧》。有兴趣的朋友可以去看看，这里面引发中外文明冲撞的事儿，我也差点碰上。

　　我在做实习医生的时候，曾经在医院的针灸门诊负责给病人刮痧。一次，我给一个老患者刮完，他大呼舒服，说自己前半个月因为被儿子接到外省去住，所以没有按照规律过来进行刮痧，浑身不舒坦，在儿子那住了半个月，说什么也得回来，不为别的，就是想刮刮痧，排排毒。他这笑呵呵的穿外套，旁边就有个等候针灸治疗的女患者问他："老伯，您这后背怎么啦？怎么青一块紫一块的，这得多疼啊？是不是被人打了？还是起针的时候出血了？"她一边问，一边警惕地看着我，结果老爷子倒充当起"科普先锋"来了，刮痧的原因，刮痧治疗的效果，他讲得头头是道，没过一会儿，那位女患者说等针灸完了也要让主管大夫给开个刮痧治疗，来试试这传统医学的"神奇"。

　　家庭刮痧手法有十几种，这里介绍治疗牙疼的一种手法。

　　首先刮痧板要消毒，然后在要刮痧的部位涂抹一层刮痧油或其他润滑油（家里可以直接用香油），手拿刮板，首先由下关穴处向下经颊车向前刮至承浆穴处（注意面部手法一定要轻柔，避免对面部皮肤的过度损伤）；再由翳风穴刮至天容穴处；最后由风池穴沿颈部刮至肩背部的肩井穴处。刮痧时间一般每个部位刮3~5分钟，最长不超20分钟。治疗牙痛时，不可强求出痧，以患者感到疼痛缓解，刮处舒服为原则。

　　需要注意的是，虽然刮痧可明显减轻牙痛症状，若有炎症龈肿者，需到正规医疗机构及早治疗。

第四章

最常见的痛
——胃痛

随着社会的进步，人们的物质生活水平越来越高，按理说卫生环境啊，吃的用的，都比以前好了，人的健康水平也应该提高才对；可现实恰恰相反，现代人罹患的疾病比起古代人多了不知多少倍，各种疑难杂症层出不穷，更衍生出了许多所谓的"富贵病"，这些还都不算什么，毕竟不是每个人都会得，但是有一种病，一提起来几乎人人得过，而且有不少人因此而失去了许多生活乐趣，那就是胃病。

曾有网络调查显示，56.18% 的网民有胃痛现象，在人们日常生活中发病频率较高的前 10 名症状中，胃痛这一症状的发病率为 11.2%，而且二十多岁的年轻人患有胃部疾病的非常多。其中，现代都市那些有着高收入的"年轻白领阶层"又占了很大的比例。日本媒体称胃病是"现代企业病"。有人撰文称"没有一天胃不痛"，在日本现代社会绝不是夸大其词。而中国人也"不甘落后"，近些年来，由于种种原因，胃病在我们国家普通人群中的发病率大大提高，大概要高出 20 世纪 80 年代的一倍多。据统计，我国肠胃病患者有 1.2 亿，是全世界当之无愧的"胃病大国"。

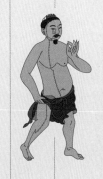

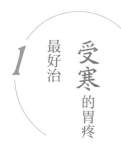

1 最好治 **受寒** 的胃疼

操作方法：

用较重的力度点按足三里、梁丘，至疼痛缓解。

手掌紧贴腹部中脘穴进行环形揉动或来回摩擦，使胃部产生温热感较佳。

将艾条点燃后，熏灸中脘、足三里，各15~20分钟。也可根据自身实际情况，在疼痛范围内熏灸15~20分钟，可达到缓解胃痛的效果。

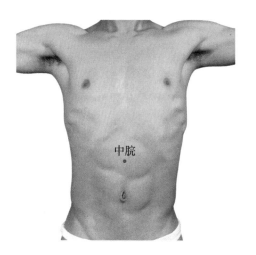

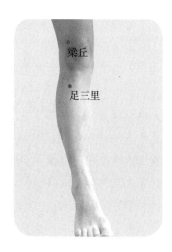

梁丘

足三里

中脘

中脘：在上腹部，前正中线上，当脐中上4寸。

足三里：在小腿前外侧，当犊鼻下3寸，距胫骨前缘1横指（中指）。

梁丘：在股前区，髌底上2寸，股外侧肌与肌直肌肌腱之间。

俗话说"十个胃病九个寒"。近些年来气候越发变化无常，更应该注意保暖，少食生冷瓜果。

受寒导致的胃痛在夏天最常见，许多人一吃冷饮就把"节制"二字抛到脑后去了，雪糕、冰激凌、冷饮吃不够，甚至一天要吃十几个雪糕才觉得满意。

　　几年前的一个夏天，有一次我去诊所，正是下午茶的时间，一进门我就看到每人都捧着一个冰激凌大口大口地吃，桌子上还放着好几个没拆封的冰激凌，"院长，您也吃个吧，今天太热了。"

　　我摇摇头走进自己的诊室，没过多久就听到走廊里一阵忙乱，新来的小李被两位同事扶了进来，"院长，您快给他看看吧，突然就这样了。"

　　我一看，他脸色煞白，满头是汗，一直捂着肚子，仔细询问后我才知道，原来小李觉得今天天气太热，空调也不够凉快，所以一看到有冰激凌吃便吃完一个又是一个，一不留神竟然连续吃了三个，吃完了以后刚想去喝点水，让冻得麻木的嘴巴缓解一下，结果刚拿起水杯就开始寒战，大热天胃像被刀绞了似的，疼得浑身直起鸡皮疙瘩。"胃里好像冻了一个冰坨。"他这样形容。

　　好多人在夏天都会因为贪凉导致胃疼，大量的冷饮使寒气凝结在胃里，刺激胃壁，阻碍了胃的正常功能，饮食物不能消化，越发堆积在胃中，导致越"结"越多，越"结"越难消化，越"结"越疼。喝热水，吃药，用暖水袋捂着肚子暖暖胃……这些方法都没错，可是似乎总是要很久才能让胃痛缓解下来，其实呀，遇到这种情况，只要能够及时给胃"解冻"，疼痛自然就会消失得无影无踪。

　　我年幼的时候也曾经因为贪吃冰棍而肚子难受，每到这种时候，父亲都会在我的足三里穴、梁丘穴上针灸，再让母亲给我灌个暖水袋，捂着胃部（中脘穴），您想想，大夏天的灌个暖水袋，这得多热啊！可是还真管用，经过这样的紧急处理，胃痛很快就会得到缓解，再加上母亲煮的暖胃的稀饭，保准不会难受到第二天。我也如法炮制给小李做了这样的治疗，只不过暖水袋变成了温灸，果然很快疼痛就缓解了。

2 良好的生活规律

让胃痛远离你

◎ **保持良好的情绪**。据研究,不良情绪可导致食欲下降、腹部胀满、嗳气(打嗝)、消化不良等,而情绪条畅则有益于胃肠系统的正常活动。

◎ **饮食应有规律**。俗话说胃病"三分治七分养",饮食调摄是保养脾胃的关键。每天都要吃早餐,荤素搭配,常吃水果蔬菜,少吃辛辣油腻之物,戒掉或者少吸烟喝酒。

◎ **加强体育锻炼**。

"刚毕业,能进入这样一个世界知名的外企公司,不玩命工作是很难保住饭碗的。我去年每周都要加三四回班,基本上是晚上八九点才能回家吃饭。最晚有几次,将近半夜才下班,早就饿过头了。一回到家倒头就睡。有时候,中午太累了,也懒得吃饭,在办公桌上趴一会就算。当然饭桌上喝酒应酬也少不了。大概过了三四个月,我的胃就开始频繁疼痛。有一天正在班上,突然疼起来,怎么也止不住,去医院一检查,胃炎。然而,即便如此,对胃的保护,我也只能是尽力为之。二十多岁嘛,正是打拼的时候,很多事情也身不由己。胃痛,能扛就扛吧。"一位年仅二十五岁的高级白领,坐在我面前这样说。

随着人们生活节奏的加快以及生活结构的改变,许多人对胃未必能呵呼得周全,因而胃痛成为上班族最常见的"小毛病",虽然偶尔的疼痛和不适忍一下就过去了,但却给身体带来了疾病的隐患。胃是人体消化食物、吸收营养的主要器官,对于我们健康成长、快乐生活起到了重要的作用,同时它也无比的脆弱。长期的伤害就像大水浸泡房屋,时间久了,房子就会坍塌。于是,受尽折磨的胃终于忍无可忍,频频向我们发出警告信号。

其实我们的身体是很强韧的,大多数的脏腑器官,对于疾病,能"承担"就"默默承担"了,而当这些身体中的"部件"明确报警的时候(比如有疼痛感、麻木、失去感觉等),往往预示着疾病已经必须要靠外界的辅助治疗了。

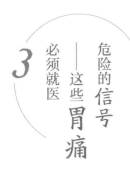

3 危险的信号
——这些**胃痛**
必须就医

⊙ 伴有高热的胃痛

⊙ 胃部压痛、反跳痛

⊙ 食欲减退的慢性胃痛

⊙ 疼痛区域放射样的胃痛

⊙ 胃痛伴出血

⊙ 老年人突然出现的胃痛

⊙ 胃痛可摸到块状物

胃痛对许多朋友来说，是很常见的事情，也因此很多人都不以为然。但是有些胃痛是必须要去看的，下面我们就一一来简单说一下这些胃痛可能预示的疾病。

伴有高热的胃痛

常常提示急性胃炎，甚至急性化脓性胃炎，患有这些疾病的病人，病情变化比较迅速，2~3天内可发展为毒血症，危及生命。

胃部压痛、反跳痛

一般来说，普通胃痛的患者都是喜欢捂着胃部的，但是也有一些胃痛，患者用手缓缓压迫胃部的时候，感觉疼痛难忍；反跳痛则是用手缓慢压住腹部后，再突然抬起手，抬手的瞬间，患者会感到明显疼痛。压痛和反跳痛都代表着腹膜受到了炎性刺激，这样的胃痛往往提示胃及十二指肠发生溃疡穿透或者穿孔、阑尾炎等急危重症。

食欲减退的慢性胃痛

食欲减退的慢性胃痛，经常发生在慢性胃炎患者身上，如果患者原本的慢性胃炎或者胃溃疡突然变成胃痛且食欲不振，可能提示癌变的发生。

疼痛区域成放射状的胃痛

记得几年前看到过一篇报道，大致意思是说"病人怒斥医生赚黑心钱，看个胃痛需要做心电图？"唉，这其实可是错怪了医生。因为胃的位置和心的位置比较接近，发生疼痛时，由于疼痛区域和疼痛的感觉是患者自述，有可能让医生难以辨明实际的疼痛位置而导致误诊，放射样疼痛的胃痛可能预兆心绞痛、心梗的出现，所以一般医生都会选择先排除心脏病这类急危重症——这也就是为什么医生会让胃痛患者做心电图。

胃痛伴出血

这里说的出血，包括呕血、便血和隐性便血。呕血和便血都是比较严重的症状，需要及时就诊，隐性便血要通过实验室检查才能知晓，但是也要注意，它可能是胃癌的征兆。

老年人突然出现胃痛

老年人年纪大了，对身体的一些症状反应比较迟钝，因此，即使胃中存在着严重的情况，也可能感觉不到疼痛，所以出现疼痛时，往往病情较重，要特别警惕。

胃痛可摸到块状物

这类就不用多说了，异常的腹内肿块可能提示包括感染、组织良性或者恶性增生、器官游走、扭转、积水等各类急危重症。因为外部触摸很难判断肿块的性质，所以建议有这种情况的都要及时去医院明确诊断，以免贻误病情。

4 气滞胃痛，自我按摩胜过胃药

疼痛发作时，长时间按揉太冲、公孙、内关穴，直至疼痛缓解或消失。平时也可以作为保健穴，经常揉按，可防止气滞胃痛的发生。

深呼吸两次，然后两手掌紧贴两肋，沿肋间隙反复摩擦，使胸胁部有轻松舒畅感。

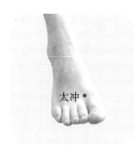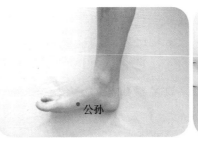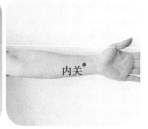

太冲：在足背侧，当第1跖骨间隙的后方凹陷处。

公孙：在足内侧缘，当第1跖骨基底的前下方。

内关：在前臂掌侧，当曲泽与大陵的连线上，腕横纹上2寸，掌长肌腱与桡侧腕屈肌腱之间。

气滞胃痛，乍一听可能觉得这个词汇太专业了，但是如果提起香砂养胃丸、香砂和胃丸、气滞胃痛冲剂等中成药，可能大部分有胃痛的朋友都不会陌生，这些药物所主治的胃痛就是这一类型。

还记得那是一个深秋的傍晚，候诊区突然传来小孩子的哭声，我闻声过去，发现一位家长正在打一个小患者，嘴里还不住说着："叫你不听话，叫你捣蛋，在学校惹事还不够，又跑这来丢人现眼了！"家长怒气冲冲的，巴掌不住地落到孩子的屁股上，小孩子哇哇大哭。护士们刚要劝架，只见那位家长突然停下手，双手捂住腹部，表情十分痛苦。

护士长见状连忙上前问他："老赵，你没事吧？"另外的小护士连忙哄起那个孩子。

"没事没事，"老赵缓缓地靠坐在候诊区的沙发上，豆大的汗珠从他的脸上落了下来，"我这胃啊，一生气，就疼得要命。"他边说边叹气，一面继续用双手捂紧腹部。

这时该轮到他的孩子治疗了，我见状，让护士将老赵带到我的诊室，平卧在治疗床上。

"孩子惹您生气啦？"我拿着消毒好的针具走到床前，边针灸边和他话起了家常，"这个年纪的孩子就是比较顽皮。"

"他这不只是顽皮，程博士，不怕您笑话，我这辈子从来不和别人争什么，人家都说我好脾气，可自从添了我这儿子，唉，不仅天天生气，我这胃也越来越坏了。"我扎完针，他长出了一口气，似乎胃痛好转了一些。

后来我才从护士那里得知，老赵平时为人和善，从来不和别人发生口角。只有他的儿子小赵能惹他生气。小赵从小就调皮顽劣，不爱学习，刚刚念到3年级，在学校是出了名的"捣蛋王"，老师接二连三地打电话请家长；此外，小赵候诊的时候也像患了多动症，碰碰那里，动动这里，要不就招惹其他的小朋友。这个月开始由老赵带儿子来做治疗，他每次看到孩子这样都是气不打一处来，胃疼的毛病也总是犯。

老赵的胃痛明显是由于不良情绪引起的，中医称之为肝胃气滞，情志不畅，导致"气坏了胃"，肝属木，脾胃属土，肝气不舒时，肝木克脾土而引发这一类型的胃痛。一般来说，这种胃痛生气的时候最容易发作，患者普遍表现为一生气就胃痛、发胀，连带着两肋也胀痛，胸闷。去医院就诊，可能开始怀疑是肝脏或者是胆结石之类的疾病，检查后却发现什么问题也没有。据研究，不良情绪可导致食欲下降、腹部胀满、嗳气、消化不良等，西医拿这种病没辙，可中医治疗的效果却十分明显，平时容易激动、生气从而胃痛的人，可以经常按揉太冲、公孙、内关穴，再然后两手掌紧贴两肋，沿肋间隙反复摩擦，使得温暖舒畅，对于调节情绪，缓解疼痛会起到意想不到的效果，此外，这类患者心态如果能放平和，保持情绪条畅，那么你会发现在脾气变好的同时，胃不痛了，体质也更好了。

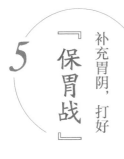

5 补充胃阴，打好『保胃战』

每天坚持点按足三里、三阴交、太溪穴，能够滋阴养胃。

刮痧：在背部中 1/3 段肌肉丰厚的部位，涂少许刮痧油或者红花油，然后用刮痧板反复刮拭，以出现痧点为度。有压痛处可重点刮拭。可配合刮拭足三阴经（从内踝后沿小腿内侧向上刮拭）。

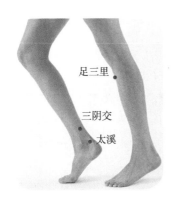

足三里：在小腿前外侧，当犊鼻下 3 寸，距胫骨前缘 1 横指（中指）。
三阴交：在小腿内侧，当足内踝尖上 3 寸，胫骨内侧缘后方。
太溪：在足内侧，内踝后方，当内踝尖与跟腱之间的凹陷处。

还记得我牙疼的事儿吗？由于从那以后我每次吃川菜都十分注意，所以后来疼的次数也少了。去年，我的一位朋友又被这辣椒"害"了一把。

　　四川地处我国南方，气候比较潮湿，所以那儿的人都喜欢吃辣，小谢也不例外，哪一顿饭没有辣就会吃不香。在那种环境下，辣椒对于抵抗外部湿邪的入侵可谓是功不可没。可坏就坏在，大学毕业以后她到北方来工作，即使北方气候干燥，小谢也没有改变吃辣的习惯，就连零食都是一味的麻辣口味。有时加班熬夜累了，也喜欢吃点辣来提神解乏。就这样大半年过去了，小谢逐渐发现时不时胃部就会隐隐疼痛，并且有灼热感，好像是饥饿的感觉又似乎不是，口发干，咽喉也经常干痛。吃了辣的食物之后，胃痛便会加重。

小谢的这种胃痛是因为食用过多辛辣之物，灼伤胃阴，导致胃阴不足而疼痛，这也是阴虚病的一种。那么对待这样的胃痛可怎么办呢，以后不准吃辣？太残酷了吧！下面介绍一些比较实用的方法，能够帮助我们补充胃阴，打好这场"保胃战"。

首先，每天坚持点按足三里、三阴交、太溪穴，一般早晚各点 1 次，每次每穴 3~5 分钟即可，以穴位处酸热微红为佳，这三个穴位分别属于胃、脾、肾经，坚持点按能够滋阴养胃，帮助缓解阴虚导致的胃痛。

其次，可以采用刮痧的方法：在背部中 1/3 段肌肉丰厚的部位，涂少许刮痧油或者红花油，然后用刮痧板反复刮拭，以出现痧点为度，这里有与脾胃功能密切相关的脾俞、胃俞穴，有压痛处可重点刮拭。

如果是一个人在外打拼，或者身边没有帮你进行后背刮痧的合适人选的朋友，那么可以先刮拭足三阴经，方法是从内踝后沿小腿内侧向上刮，不可强求出痧，以所刮部位红热舒服为原则。

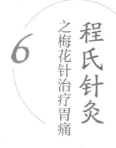

6 程氏针灸
之梅花针治疗胃痛

治疗胃痛时，可以用梅花针叩刺中脘、天枢、阿是穴（也就是胃局部疼痛点），叩刺时间保持在 10~15 分钟，疼痛期间上午、下午各叩刺一次，效果明显。对于慢性胃痛的患者，也可以采用这种方法，隔日叩刺一次，两周为一个疗程，两个疗程之间休息一周，再开始新的疗程。

中脘：在上腹部，前正中线上，当脐中上 4 寸。
天枢：在腹部，横平脐中，前正中线旁开 2 寸。

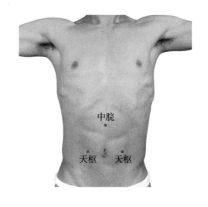

第五章

最易复发是颈肩疼

"脖子疼啊……想去做理疗……"

"我这胳臂，这几天又不得劲儿了，用一会儿鼠标就疼得不行。"

"肩膀疼，脖子发硬，老觉得头晕眼花。"

随着社会的发展，生活节奏的加快，现代人的生活、工作习惯与以往相比已经大不相同。许多过去五六十岁的中老年人才会发生的疾病，如今也转移了目标，落到了越来越多年轻人的身上。比如整天待在空调房里，加上长时间伏案工作而引起的颈椎病，长期敲打键盘引起手肘关节疼痛等等。前文中我们说过疾病和疼痛是联系在一起的，那么这是什么病呢？

颈肩腕综合征，顾名思义，就是脖子、肩膀、手腕出现的问题。准确地说，是颈肩部酸麻、胀痛、活动受限，手掌、手腕或前臂发麻等一系列症状的总称。

先来测试一下你是否有颈肩腕综合征吧，请看是否有如下症状？

□ 在电脑前工作一段时间后，感觉颈、肩部酸痛。

□ 断断续续的手指和手掌发麻、刺痛，有些人大拇指、食指和中指麻得较厉害，发麻的感觉在睡眠中和刚睡醒时较多发生。

□ 手掌、手腕或前臂有时有胀痛的感觉，疼痛的情形在晚上会变得更严重，有时甚至会影响睡眠。

□ 手指不像以前一样活动自如，伸展时有疼痛感，严重时手指和手部都软弱无力。

如果你是经常使用电脑的办公室一族，曾经出现过以上症状并持续了一段时间，那就说明你已经得到了颈肩腕综合征的青睐。

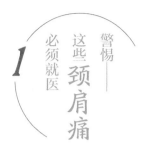

◎ 外伤后的剧烈颈肩痛

◎ 突然发生的剧烈颈肩痛

◎ 睡梦中能让你痛醒的颈肩痛

◎ 突然加重的颈肩痛

◎ 老年人突发颈肩痛

◎ 颈肩痛，伴有神经症状时

曾经一份病案，给我留下了深刻的印象，也正因为这份病案，我希望大家要牢牢地记住以上这些危险的讯号，以保自己和家人们的安康。

那年，曹经理 50 岁，是一家大型企业的董事长兼总经理。他平时工作繁忙，很少有时间锻炼身体。偶尔出去散散步，也是拿着手接电话，随时一副准备工作的样子，家里人总是劝他丰富下业余生活，劳逸结合，加强锻炼，像年轻时候那样打打球，或者爬爬山，可他总是不以为然，认为自己年轻时候体质好，身体基础好，虽然现在年岁稍微大一点，辛苦辛苦也没什么。因此，就算有时会有颈肩痛发作，他也从不放在心上，只是认为长期伏案工作导致颈椎出了问题，为此，他还买了一个颈椎治疗仪在家，有空时也做做按摩。

出事那天，曹经理正在和外地客商洽谈业务，结束了工作晚上回到家吃晚饭，吃过晚饭，感到特别劳累，于是早早就睡了。到了半夜两点左右，他突然从睡梦中惊醒，紧接着就感觉左侧颈肩部剧烈疼痛，牵带着整条左臂都发麻，不一会儿他就大汗淋漓，开始觉得胸闷、憋气、呼吸困难。他的妻子见状赶忙帮他按摩颈部、肩膀，可是疼痛也没有缓解，反而在持续加重。这时候妻子意识到情况不好，于是赶忙拨打了 120 急救电话，又给他含服了硝酸甘油片。15分钟以后，救护车赶到，这时曹经理已经四肢湿冷，大小便失禁，不省人事了。

虽然医生在紧急施救后，将他送往附近的专科医院，不幸的是，在送往医院的途中，他的心跳呼吸停止，抢救无效而死亡。尸检证实，患者死于急性大面积心肌梗死——他的左冠状动脉有一巨大血栓，堵塞了血管。

看到这里大家应该明白了，曹经理的颈肩痛，并不是颈椎病所引起的，而是心绞痛带来的颈肩部反射性疼痛。虽然他经常发生这样的疼痛，但却认为自己身体素质好而忽视了这个危险信号，由此引发了本可以避免的悲剧。我之前说过，疼痛并不是生命惩罚，其实是健康报警的讯号，但人们却不够重视，多数人认为只是因休息不足，才会出现不适，等有时间放松一下就好了。但是，绝大部分人又找不出足够的休息时间，于是这种想法最终基本无法实现。日复一日，年复一年，"忍一时风平浪静"的做法已经达不到原有的效果，过分的忍耐成为纵容，于是疼痛开始肆虐，健康早已被啃噬了。

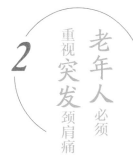

2 老年人必须重视突发颈肩痛

对老年人而言，无论何时何地，如果突然觉得颈肩痛，一定要重视起来。

同样是颈肩痛，年纪大的人对痛觉的反应会有所减退，对于这时突发的颈肩痛，不管剧烈与否，都提示着比较严重的疾病。

我有一位赵姓患者，已经年近50，他有常年的肩周炎，一直在我这里做针灸推拿治疗。一次做完治疗后，他问我能不能给他的老父亲看看病，老爷子70多岁了，最近总是觉得脖子疼，起床以后头有点发"蒙"，今天早上还有点头疼，估计也是颈椎有问题了吧？扎扎针应该有效果。

我一听，赶紧问他老人家现在身在何处？他说就在诊所楼下的花园中锻炼身体，本来他想带老人一起来诊室，老爷子怕麻烦我，所以执拗地不肯前来。

于是我和他赶紧下楼，刚走出电梯，就看到保安搀扶着一位老人坐在大厦的长椅上休息，正是赵老爷子。保安说，老人家本来在打太极拳，突然开始站不稳，差点摔倒在地上。

虽然老爷子一直说"没事没事，就是有点头晕，休息休息就好"，我还是赶紧让他开车带老爷子去附近的医院，果然在去医院的途中，老人家开始意识模糊，左侧肢体瘫痪，医院的 CT 报告结果为"右侧内囊出血"，诊断结果为"脑出血"。幸亏送医院及时，在经过医护人员的抢救后，老人家转危为安。

这里举这个例子就是为了告诉大家，老年人突发的颈肩痛是一个危险的讯号，和年轻人不同，由于老人工作压力很轻，生活比较安定平稳，所以很少有机会出现紧张性的或者劳损性的颈肩痛（常年患病者除外），因此如果突然颈肩痛，一般来说都应该考虑为中风前兆、肿瘤或者高血压、冠心病心绞痛等急危重症，应迅速就医。

3 适合的颈肩痛自我治疗

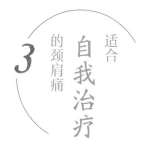

◎ 肩峰下滑囊炎　　◎ 项韧带损伤　　◎ 颈椎病

◎ 冈上肌腱炎　　◎ 斜方肌损伤　　◎ 肩周炎

◎ 颈部损伤　　◎ 落枕

一般来说，有颈肩痛问题的患者都应该先到正规医院检查，根据病史、症状、所做的检查和化验，初步判断你所患的颈肩痛是由什么原因引起的，以便根据不同的病因对症治疗。上述的这几种疾病都可以采用自我按摩的方法来配合医生治疗，可以更快地缓解疼痛，并有效避免复发。

告诉大家一个简单的颈肩痛保健方法，平时可以没事就做一做：

❶ 用拇、食、中三指揉拿对侧颈肌。

❷ 用双拇指侧缘由上至下交替推摩颈后部，再用双手拇指揉按风池穴。

❸ 用两手食、中指按压颈椎两侧，同时配合头部的前屈后伸动作。

❹ 用食中二指按揉肩井穴，再点按曲池、合谷、内关等穴。

❺ 按揉耳部。对耳轮部的按揉，可以改善颈椎、腰椎、肩的症状。

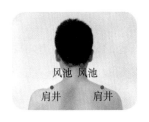

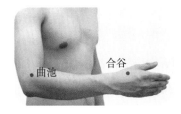

曲池：在肘横纹外侧端，屈肘，当尺泽与肱骨外上髁连线中点。

合谷：在手背，第1、2掌骨间，当第2掌骨桡侧的中点处。

风池：在项部，当枕骨之下，与风府相平，胸锁乳突肌与斜方肌上端之间的凹陷处。

肩井：在肩胛区，第7颈椎棘突与肩峰最外侧点连线的中点。

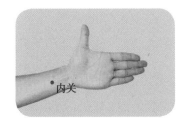

内关：在前臂掌侧，当曲泽与大陵的连线上，腕横纹上2寸，掌长肌腱与桡侧腕屈肌腱之间。

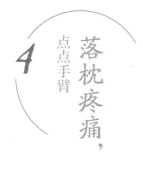

4 点点手臂

落枕疼痛，

自肘内侧横纹中点，沿前臂内侧正中线，向腕关节方向约2~3横指处，将拇指立起，用指尖仔细、用力点按，寻找痛点，找到最痛点后垂直、持续用力，向手臂深部点按，使手臂出现麻感并向指端部放散，坚持约20秒，同时活动对侧颈肩。

拿捏风池穴30次，摇动头部，左右各转10次，速度适中，切不可太快。

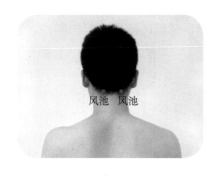

风池　风池

风池：在项部，当枕骨之下，与风府相平，胸锁乳突肌与斜方肌上端之间的凹陷处。

很多人都收到过落枕的困扰，它往往起病急，突然发病。虽然诱因看似简单，可一旦落枕，会十分的不舒服，有些朋友可能需要一周甚至更长的时间才能康复。

落枕常常表现为颈肩部疼痛，疼痛的范围根据个人体质而有大有小，大部分朋友局限在颈部，也有一些能延伸到肩部；患者头颈部僵直，向健侧偏斜，一旦向患侧转动，则疼痛难忍。落枕的常见原因有两方面，一个是肌肉扭伤，另外一个就是感受风寒。这两个原因，都和人为因素有着密不可分的关系。

肌肉扭伤，常由夜晚睡眠姿势不良，头颈部过长时间处于过度偏转的位置或者枕头不合适，过高或过低引起的颈部肌肉的一侧紧张。拍X片可以看到颈椎小关节扭转，时间太久还可能发生更严重的损伤。

感受风寒比较好理解，冬天没盖好被子而着凉，或者夏天贪凉都是造成风寒的直接原因，风寒侵袭人体后，使头颈部气血凝滞，经络痹阻，从而引发颈部僵硬、疼痛，动作不灵活。

患了落枕，可以到专业的诊所进行推拿治疗，也可以按照上述方法对穴位进行点按。需要注意的是，严重的落枕患者，一定要尽早治疗，反复发作的落枕很可能是颈椎病的前兆，应该认识到这一点并及时就诊，以达到防病治病的目的。

不过，也许你会说："落枕是颈肩的问题，怎么点按手臂呢？"

还是因为经络，点按的位置正是手少阳三焦经脉经过的部位，而手足少阳经脉在颈肩处多次交叉，所以重刺激这个部位可以迅速缓解颈肩部的肌肉痉挛，不仅对落枕有效，还可以用于治疗颈椎病引起的肩颈痛、颈肩腕综合征、冈上肌腱炎、颈肩肌肉拉伤等诸多颈肩背肌肉问题。但需要注意的是，要选择痛侧颈肩的对侧前臂内侧痛点治疗，正所谓"左病右治，右病左治"。

一次，约了一位朋友在咖啡厅见面，谁知她一来就抱怨这几天工作忙，累得肩背疼痛难耐，说让我给治疗一下。刚巧没有带针，就用手点吧。找到穴位，用力点下，只听得一声"惨叫"，引来咖啡厅里众多惊诧的目光，但随之而来的就是对侧肩背的松弛感。这种感觉让她立刻发出了再次"惨叫"一声的要求，效果是不是立竿见影呢！

不过，随后她问了一个问题，就是为什么会这么有效，我给了一个形象地回答：长时间伏案工作，你的颈肩背部的肌肉长期收缩引起痉挛，导致经过那里的多条经脉出现了扭曲、拘急，甚至打结在一起，对付"一团乱麻"的好办法，不是上去乱解一气，而是从远端用力一抖，借助经脉气血的自然流动，使之通畅，不失为"快刀斩乱麻"的解决之道。

当然，风池穴正好位于胸锁乳突肌的起始位置，点按此穴也是"抖经脉"的一种应用吧。

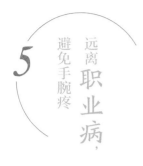

5 远离**职业病,**避免手腕疼

腕关节综合征自我治疗: 按摩合谷,后溪,腕骨及手腕周围疼痛的"阿是穴"3~5分钟,以局部发红热为宜。

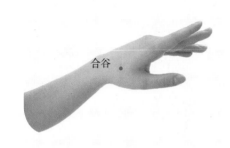

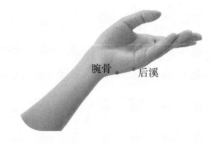

合谷: 在手背,第1、2掌骨间,当第2掌骨桡侧的中点处。

后溪: 在手掌尺侧,微握拳,当小指本节(第5掌指关节)后的远侧掌横纹头赤白肉际。

腕骨: 在腕区,第5掌骨底与三角骨之间的赤白肉际凹陷中。

手腕疼,以往最常见的只是腕关节综合征,多发生在打字员、生产线上的装配工人等蓝领阶层。长时间从事频繁使用手腕和手指的工作,手腕关节因长期、密集、反复和过度的活动而损伤是罹患腕关节综合征的主要原因。随着 E 时代的来临,在白领开始真正用自己的双手创造财富的同时,他们不仅继承了蓝领的腕关节综合征,并且将其发扬为具有电脑时代特色的"颈肩腕综合征"。有报道说,北京曾对电子软件等高新技术行业进行新的职业病危害调查,其中颈肩腕综合征这一社会热点病症就赫然在列。

由于颈肩腕综合征多数见于长期使用电脑工作的白领们,因此被"美其名曰"——E 时代的"时髦病"。

　　周小姐在一家知名广告公司做文案策划，电脑是其工作的左右臂，形影不离。最近她总感觉手臂一阵阵麻木，甚至毫无知觉，这给她带来了很大的恐惧感。警惕性极高的周小姐担心是长了什么肿瘤压迫神经所致，于是百忙中请了假到医院检查。检查结果证明担忧纯属多余，但医生却告诉了她一个以前闻所未闻的新名词：颈肩腕综合征。医生问周小姐一天至少要使用多少个小时的电脑，她的答案是：除了吃饭、睡觉、上厕所外，差不多都没离开过。在一家报社做编辑的邱小姐这两天也特别倒霉，本来好好的，忽然脖子不能转了，跟别人说话时得斜着眼睛看人，要不就得转身。分析了半天，不像是落枕。后来邱小姐想起来，工作一忙，一天下来呆在电脑前的时间得有十几个钟头，有时忙得连水都顾不上喝，脖子就是被这样虐待成病的。

　　像周小姐、邱小姐这种由于长期使用电脑，导致脖子发酸、手腕发麻，肩膀疼痛，而患上"电脑后遗症"的办公室白领已屡见不鲜。曾经在许多人看来，"白领"是一个多么令人羡慕的字眼，它代表了一定的身份、地位、收入、生活质量、工作环境……但是现在提起"白领"，很多人最先想到的却是他们的多种职业病，颈肩腕综合征便是其中的典型代表。

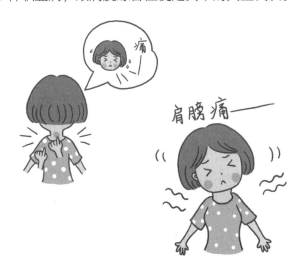

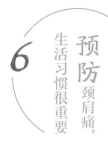

6 预防颈肩痛，生活习惯很重要

❶ 尽量避免长时间操作电脑。如果你的工作离不开电脑，那么要做到每小时休息5~10分钟，活动一下脖子和手腕。

❷ 掌握正确的坐姿和手部姿势。上半身应保持颈部直立，使头部获得支撑，两肩自然下垂，上臂贴近身体。操作键盘或鼠标时，尽量使手腕保持水平姿势，前臂、手腕和手尽量维持在同一条直线和同一高度。下半身腰部挺直，膝盖自然弯曲呈 90°，并维持双脚着地的坐姿。

❸ 电脑桌上键盘的高度，应当与你保持坐姿时肘部等高或稍低。键盘应正对着自己，不要令手腕过度弯曲紧张。

❹ 不要让手臂悬空。有条件的话，使用手臂支撑架，可以放松肩膀的肌肉，避免手臂肌肉紧绷。

❺ 最好使用可以调节高低的椅子，椅背和座位应保持 90°。

❻ 把电脑屏幕上的文字或图像放大，既方便观看，又可以更轻松自如地操作鼠标，减轻手部的疲劳。

❼ 不要仰头注视电脑屏幕。让显示屏与视线处于同一高度或比视线略低，以保证血液循环通畅，减少颈部和肩部疲劳。

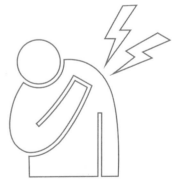

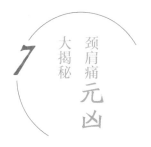

7 大揭秘 颈肩痛元凶

我们已经知道电脑是引发颈肩腕综合征的"罪魁祸首"，然而其他"帮凶"的作用也不容忽视！

久坐成病

电脑的迅猛普及让人们可以不再像以前那样劳苦奔波，劳心劳力地工作，但长期足不出户保持同一坐姿同样会使身体难以承受。久坐电脑桌前的办公一族都有这样的体验：工作一段时间后，常常会感到脖子、肩膀发沉，肌肉酸痛，起身活动一下，如摇摇头、甩甩手便会得到缓解。这些是由于同一姿势保持太久，使脖子和肩膀周围的肌肉紧张，血流不畅，从而出现麻木、酸痛的症状。腕关节的病痛则是由长时间使用电脑，手部的神经受到压迫所致。

除了公司白领、教师等这些"坐办"人群，还有一批较为特殊的人群——麻友们也逐渐加入到颈肩腕综合征这个队伍中来。打麻将是节假日期间人气很高的一项娱乐活动，不少人一玩起来就是好几个小时，通宵达旦，废寝忘食，然而长久的一成不变的坐姿会在轻松的假日里给颈肩带来沉重的负担，于是颈肩腕综合征便成为一种广泛流行的"麻将病"。

居高不下的电脑桌

一张桌子，一把椅子，外加一台电脑，这便是大多数现代白领纵横驰骋的舞台。然而，具有讽刺意味的是，与电脑技术本身的精密复杂相比，许多不需要多少科技含量设计和制作的电脑桌椅都存在致命缺陷：不符合人体工程学原理。

从事人体工程学研究的专家指出：电脑位置过高，会加重操作者颈部、肩部的疲劳，同时给频繁运动的手臂、手腕带来更多压力。从人体工程学的原理看，电脑桌上的键盘和鼠标的高度，最好低于采取坐姿时肘部的高度，最多和肘部等高，这样才能最大限度地降低操作时电脑对腰背、颈部肌肉和手肌腱鞘等部位的损伤。

电脑桌，看似一件平常的物件，却恰恰是诱发颈肩腕综合征的元凶之一。很多资料表明，除了学生桌椅高度有相关标准严格规定外，成人电脑桌的高度没有任何科学依据。很多电脑桌是仅仅凭工人的感觉制作出来的，一般都是 75~80cm。

翻阅资料，我发现了一个有趣的现象：平均身高均高于中国人的老外，使用的电脑桌都比我们矮。英国人的电脑桌高度只定在 71cm。而资料也表明，1971 年以前，日本采用的标准是 74cm，而随后的几十年间，医护科研工作者发现由此竟引出了种种职业病，政府于是对办公用具标准进行了全面修订，现在他们规定的男女电脑桌的标准高度分别是 70cm 和 67cm，这一降再降的标准，似乎从侧面告诫我们应该重视电脑桌的高度。但据统计，在中国，无论是办公桌、写字台还是电脑桌，高度一般都在 75cm 左右，这样"高高在上"的就成了颈肩腕综合征屡见不鲜的原因。

难以"达标"的鼠标

有些鼠标过于小巧，面积太小、弧度不大，造成手腕不自然的使用姿势；还有的鼠标标新立异，设计成弯曲的形状，长期使用会对肌肉、骨骼造成不同程度的损伤；另外，有的鼠标价格便宜，粗制滥造，这样的鼠标很容易在滚珠上积聚灰尘，使用起来需要不停地来回拖动，从而加重手腕负担。

开车族遭遇"腕关节杀手"

随着开车族的增多，方向盘也成为腕关节杀手之一。只要长时间开车，就会感觉颈、肩部酸痛，脖子忽然不能转动，手指和手掌有断断续续发麻、刺痛、胀痛感等。专家介绍，由于开车时注意力很集中，不仅让脖子和肩膀周围的肌肉紧张，更让腕关节及手、肩的神经受到了压迫，颈肩腕综合征当然会不请自来。

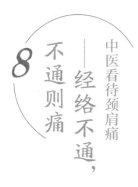

8

中医看待颈肩痛

——经络不通，不通则痛

找到肩部、上肢部位痛点，用拇指环圈形按揉约1分钟，力量由轻到重；再用手部小鱼际（小指后部掌侧面）在颈椎两旁由上至下按揉5分钟左右。达到通调局部气血，活血化瘀，通经止痛的效果。

从上到下依次揉压风池、肩井、曲池、手三里、合谷，以达到松弛肌肉软组织、疏通经络的目的。

然后再用揉法、拿法依次从颈、肩部及上肢周围软组织进行推拿，促进上肢血液流通，解痉止痛，舒筋通络。

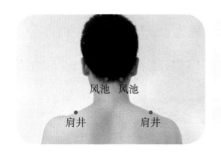

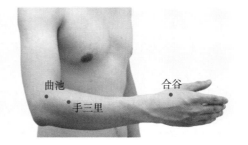

风池：在项部，当枕骨之下，与风府相平，胸锁乳突肌与斜方肌上端之间的凹陷处。

肩井：在肩上，前直乳中，当大椎与肩峰端连线的中点上。

曲池：在肘横纹外侧端，屈肘，当尺泽与肱骨外上髁连线中点。

手三里：在前臂，肘横纹下2寸，阳溪与曲池连线上。

合谷：在手背，第1、2掌骨间，当第2掌骨桡侧的中点处。

随着电脑的普及和不断更新换代，人们对这一越来越智能化的工具也产生了前所未有的依赖，工作、生活、娱乐处处都离不了，于是各行各业，男女老少，不管是会计、设计人员，还是老师、学生也都逐渐成了颈肩腕综合征的忠实粉。

不久前我的一个学生就换上了腕关节综合征。一开始只是手腕和手肘有点疼，她并没有理会，疼厉害了最多自己按揉按揉，稍微休息一下。谁知有天早晨突然手腕酸疼难忍，别说拿东西了，放在那儿就疼，后来虽然经过针灸、推拿治疗，长时间的休息、减少用电脑的次数后大为好转，可是却就此落下了一个"病根儿"，只要一受寒、一劳累就觉得手腕酸疼难忍，不能提拿重物，对学习和生活都产生了很大的影响。

据统计，颈肩腕综合征的发病率呈逐年上升的趋势，其上升速度令人咂舌，已经成为目前危害人们健康的主要疾病之一。"你每天用电脑超过10个小时吗？你脖子发酸吗？你肩膀发痛吗？你手腕发麻吗？如果这些你都具备了，恭喜你，至少证明你不落伍了。"这些看似是网上的调侃，但却多多少少表明了许多朋友对颈肩腕综合征的危害认识不足；同时，还有不少朋友被一些医学讲堂、医学课堂、保健书籍误导：想当然认为，在电脑前坐久了，出现颈、肩或手腕酸痛、麻木，是很正常的现象，休息一下就没事了。

然而，这恰恰是要不得的想法。如果长期对颈肩腕综合征置之不理，严重者将会造成神经麻痹、肌肉萎缩，甚至肢体瘫痪。

据报道，日本已将颈肩腕综合征明确界定为一种职业病，尽管我国目前还没有明确的相关规定，但其临床症状已引起了相关部门的高度重视。因为，颈肩腕综合征作为一种新的职业病使许多患者久受其苦，甚至寝食不安，烦躁不宁。

中医认为，本病的产生主要是由于感受风寒或过度疲劳，使气血运行不畅，经络不通，不通则痛。值得注意的是，这种病具有严重的"性别歧视"，女性患病人数是男性的3~4倍，因为女性的腕关节比男性小，腕部神经更脆弱，更易受到损伤。

tips 艾灸疗法——颈肩痛的有效"偏方"

在肩、背、手臂找准压痛点或有痉挛、硬结、条索处为阿是穴。点燃艾条后,熏灸各个阿是穴,再配合风池、合谷、外关、后溪、曲池穴等,每穴灸 10~15 分钟。

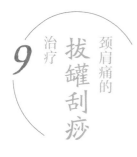

9 治疗颈肩痛的拔罐刮痧

 走罐 + 拔罐

首先在背部涂薄薄的一层润滑剂,沿脊柱两侧膀胱经进行走罐(将火罐吸附于背部,沿膀胱经来回往返推动),上背部和肩部为重点。时间约为 5~10 分钟,使背部出痧或皮肤潮红,然后在肩井、大椎、天宗、肩外俞等部位,闪罐(将火罐吸附于背部,再迅速取下,再吸附……重复操作)5 分钟,最后在上述穴位及疼痛反应点留罐 10 分钟。

刮痧 + 拔罐

○方法一

刮痧部位选择颈肩部风池、天柱、肩井、大杼、天宗及阿是穴,方向由上到外下。前臂合谷、列缺、曲池连为一线,方向由上而下(曲池到合谷)。在每个部位刮 20 次左右,以出现痧点为宜,即皮肤潮红出现紫红、紫黑色瘀斑或小点状紫色疹子,2~3 天刮 1 次。

○方法二

将颈部及肩部充分暴露,把润滑剂涂于颈肩部,然后手拿刮痧板以 45°角刮拭,颈部由上向下,肩部由内向外,用力要均匀,风池、颈夹脊、大椎、肩井及督脉的颈部节段应重点刮拭,当皮肤出现紫红色或紫黑色痧点时即可。

刮痧结束后，取风池、大杼、风门、肩井、天宗、肩背部阿是穴（疼痛反应点）等穴位，拔罐 10 分钟，使局部皮肤出现瘀血或充血。

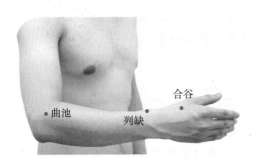

合谷：在手背，第 1、2 掌骨间，当第 2 掌骨桡侧的中点处。

列缺：在前臂桡侧缘，桡骨茎突上方，腕横纹上 1.5 寸。当肱桡肌与拇长展肌腱之间。简便取法：左右两手虎口交叉，一手食指压在另一手腕后高骨的正中上方，当食指尖处有一凹陷就是本穴。

曲池：在肘横纹外侧端，屈肘，当尺泽与肱骨外上髁连线中点。

风池：在项部，当枕骨之下，与风府相平，胸锁乳突肌与斜方肌上端之间的凹陷处。

天柱：在颈后区，横平第 2 颈椎棘突上际，斜方肌外缘凹陷中。

颈夹脊：在颈部，后正中线旁开 0.5 寸。

大椎：在后正中线上，第 7 颈椎棘突下凹陷中。

肩井：在肩上，前直乳中，当大椎与肩峰端连线的中点上。

大杼：在脊柱区，第 1 胸椎棘突下，后正中线旁开 1.5 寸。

风门：在脊柱区，第 2 胸椎棘突下，后正中线旁开 1.5 寸。

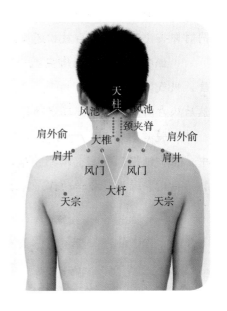

天宗：在肩胛部，当冈下窝中央凹陷处，与第 4 胸椎相平。

肩外俞：在脊柱区，第 1 胸椎棘突下，后正中线旁开 3 寸。

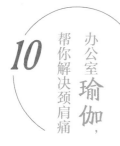

操作方法：

◎ 深呼吸，举臂扩胸。头向左右方向缓慢交替旋转，每次转到最大限度，然后再转向另一侧。

◎ 坐在椅子上，两臂由两侧上举，同时抬头。相继两臂向前交叉还原，头随着下垂，如此反复运动。

◎ 两臂下垂，左肩先向前绕环 10 次，再向后环绕 10 次。右肩重复左肩动作。

◎ 坐在椅上，两手向后扶着椅座的后边缘，直臂撑体。然后挺胸夹背，同时仰头，停顿 6 秒后放松还原。

◎ 坐在椅子上，两脚尖抵一固定物，两手置脑后。先慢慢后仰至最大限度，吸气，然后还原，呼气。随后双手撑腰，从左向右，做腰部环绕动作，然后从右向左，做腰部环绕动作。

◎ 脱掉鞋子后，用拇指和其他手指轻柔地旋转每个脚趾，力量大小适中，从脚趾根部一直摇动到顶端。当拇指移动到顶端时，伸展脚趾，伸缩双脚，做几下踝关节旋转动作。可以有效地放松全身肌肉。

门诊的工作通常都很忙，大家可别以为我是医生，就能够定时定量要求自己工作之余，休息或者运动；我工作起来也和大多数朋友一样，属于"工作狂"。时间久了，真是"腰酸背疼腿抽筋"，全身紧绷绷的。后来，夫人去参加瑜伽训练学校，回来教给我了一套"办公室瑜伽"。

我半信半疑地试了试，的确对缓解工作疲劳有效，在这儿推荐给大家。工作一段时间后身体会感觉很紧张，不妨暂时离开电脑，按上面的方法让自己稍微活动一下，然后就能精力充沛地重新工作了。

11 程氏针灸
之梅花针
治疗颈肩痛

梅花针和普通针灸一样，可以疏通经络，调整阴阳，由于它叩刺时极为轻巧，所以在治疗怕痛的患者和病症时有其独特的优势。我曾经接诊过一个肩痛不能抬举，穿衣困难的男性患者，一般颈肩痛的处理方法或是针灸，或是按摩，可是他的肩膀痛得不让人碰，这可如何是好？最后父亲提议用梅花针尝试进行治疗，于是我们取穴内关、后溪、曲池、手三里，梅花针叩刺后疼痛减轻，可以让人触摸，这时再用针灸疗法，很快就解除了痛苦。

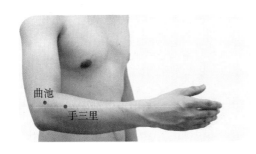

曲池：在肘横纹外侧端，屈肘，当尺泽与肱骨外上髁连线中点。
手三里：在肘横纹外侧端，屈肘，当尺泽与肱骨外上髁连线中点。

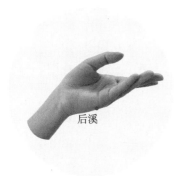

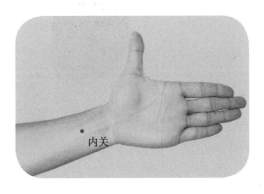

后溪：在手掌尺侧，微握拳，当小指本节（第5掌指关节）后的远侧掌横纹头赤白肉际。

内关：在前臂掌侧，当曲泽与大陵的连线上，腕横纹上2寸，掌长肌腱与桡侧腕屈肌腱之间。

第六章

职业困扰颈椎痛

调查显示，颈椎病的患病率为 15% 左右，并且呈逐年上升的趋势，俨然已成为危害人们身体健康的常见病、多发病。

颈椎病早期往往容易被忽视。因为刚开始发病时的症状并不是非常痛苦，一般只是脖子发僵，肌肉发麻，按上去轻微酸痛，许多人认为休息一下就没事，完全没有意识到颈椎病的侵袭，加上工作繁忙，病情往往被一拖再拖。时间久了，各种问题接踵而至，例如头疼、头晕，颈部活动受限、转动不灵活，肩臂麻木、疼痛，指尖发麻等，严重者肢体酸软无力，甚至大小便失禁、瘫痪。

看来我们对于颈椎问题还真不能掉以轻心哪！可是，现在高强度的工作和学习环境难以改变，颈椎病随时都会不请自来，我们又该怎么办？

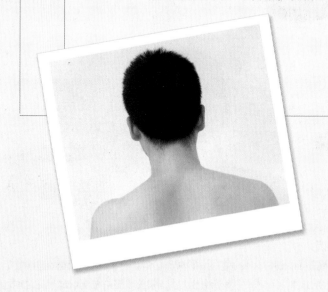

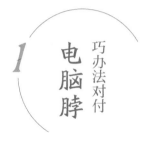

1 巧办法对付 电脑脖

右手用拇指、食指两指面按揉双侧风池穴1~3分钟，以出现酸胀感为宜。

双手五指张开，由前向后反复梳理头部。

用左手食指、中指点按右侧肩井穴，右手点按左侧，各1~2分钟。

手握空拳，以两手小指侧叩击左右项背1~2分钟。

风池：在项部，当枕骨之下，与风府相平，胸锁乳突肌与斜方肌上端之间的凹陷处。

肩井：在肩上，前直乳中，当大椎与肩峰端连线的中点上。

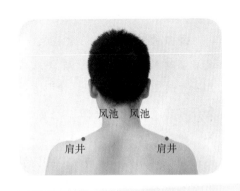

小胡大学毕业找了份相当不错的工作——在一家外企做IT工程师。虽然整天对着电脑枯燥了些，压力大了些，但是待遇福利好得没话说，因此小胡常常鼓励自己："辛苦一点也值，反正还年轻，拼一拼吧。"在这个信念的支撑下，小胡干劲十足，又是加班又是熬夜，恨不得天天连轴转。

转眼间半年过去了，小胡的努力没有白费，领导们的赞赏，同事们的肯定，让他心里很是沾沾自喜。而且不知从什么时候开始，"铁人"已成了同事们称呼他的专用代号，对此他还颇以为荣呢。然而最近，"铁人"的脖子不太争气，时不时就感觉僵得厉害，有时左右活动放松一下，颈椎却噼里啪啦作响，恨不得随时要折掉的样子。"难道是得了颈椎病？"小胡心里有点恐惧，"可听说中老年人比较容易得这病呀，我才二十几岁，应该不至于吧。"

首先应当说明的是小胡这种想法早已经过时啦！过去人们认为颈椎病是一种老年性疾病，有学者报道，60岁人群发病率是50%，70岁是100%。但现在看来，并不尽然，颈椎病已不再是中老年人的专利。随着现代社会生活节奏的加快，电脑办公的普及，学生课业的加重，以及工作、生活中各种长期的不良姿势，让很多年轻人甚至孩子们在不知不觉中也患上了颈椎病。

暑假的时候，来门诊找我父亲治疗近视眼的孩子最多，要不说好多时候人就是很矛盾么，家长一方面想让孩子健健康康的，另一方面又不想让孩子"输"在起跑线上，因此是边来治眼睛，边上补习班，各种辅导班、培训班，奥数、英语、钢琴……样样不落。为此，父母还专门制定了一个时间安排表，恨不得每分钟都要充分地利用起来。一个半月的假期眼看着就要结束了，紧张的学习大战也暂时告一段落，酷爱上网、玩游戏的小雨决定彻底地让自己放松一下，于是一连几天除了吃饭、睡觉，基本就没离开过电脑。结果早上一起床，脖子酸疼得厉害，也不敢转头。小雨的父母吓坏了，赶紧带着孩子来到门诊。我父亲看了以后，叹叹气：小小年纪也得颈椎病啊！然后就让小雨的父母带他去骨科做检查，检查结果是颈部肌肉组织出现水肿，颈椎生理曲度明显变直。并且，骨科医生说，像小雨这样10多岁便加入了颈椎病患者的庞大队伍中的孩子早已屡见不鲜。

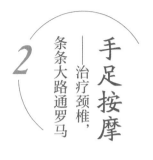

2

手足按摩

——治疗颈椎，
条条大路通罗马

◎ **手部按摩：**十指交叉，使第2指间关节相交，用力挤压，默念100个数以计时，这样可以刺激前头点、头顶点、后头点等穴位，对防治颈椎病有一定效果。

◎ **足部按摩：**取坐位，先将左脚放在右腿上，用右手按摩左脚10~15分钟后交换按摩右脚。主要刺激足底颈椎、颈项、小脑、脑干、甲状旁腺、斜方肌等反射区（见附录足底反射区示意图）各2分钟。

手、足、耳都是人身体的一部分，他们上面也有许多穴位，通过这些穴位的治疗，也能够取得很好的疗效。

我们的双手算得上是人体最灵活的器官，手部有六条手经分布，它们分别是手太阴肺经、手厥阴心包经、手少阴心经、手阳明大肠经、手少阳三焦经和手太阳小肠经。其中手三阳经从手走到头，与大脑及头面部各器官直接联系。手三阴经由胸走手，与心包、肺等胸部脏器密切联系。手三阳经和手三阴经分别在头面部和胸腹部与足三阳经、足三阴经交接，并通过经脉循行与任、督脉相联系，从而与全身各脏腑、组织、器官相沟通。手部贯通十四经气，因此双手特别敏感，且功能齐备，与身体健康有着密切的关系。

手诊运用视觉和触觉，对手的气色形态、手纹和手形进行有目的的观察，以了解人体健康或疾病。对人体而言，80%以上信息由视觉获得，无论西医的"视、触、叩、听"，还是中医的"望、闻、问、切"，其"视"和"望"均排第一位。

当人体患有某些慢性疾病时，往往在手上的特定部位出现不同特征的纹路、色态。如：高血压患者中指近掌指节处易出现红色暗斑，严重者会出现红色串珠样暗斑。腰肌劳损的人手背部常有青筋暴出，青筋是指在人体表面出现凸起、曲张、扭曲、变色的静脉血管，多与血液回流受阻，压力增高有关，这往往提示腰背部有瘀滞，腰酸背痛、肌肉紧张的人多见。

足部也是人体中经络循行与腧穴分布最为集中的部位之一。足三阴经、足三阳经、奇经八脉中的阳跷脉、阴跷脉、阳维脉，以及足太阴之别络、足少阴之别络等 11 条经脉或络脉均循行或起始于足部。我们的双足不但承受人体的全部重量，而且在各种活动中，承担着许多额外的负担，它与全身的脏腑器官有着千丝万缕的联系，是人体中负荷最重的组织。

人体是一个统一的整体，五脏六腑、四肢百骸、五官九窍各司其职，有着不同的生理功能，共同维持着人体的生命活动。通过经络的直接或间接的联系，可以将人体的信息反映到手、足、耳上的相应部位，为人们诊断和防治疾病提供依据。

此外，很多朋友都听说过甚至尝试过"耳针"这种治疗方法，本书中我并没有将其专门列在家庭保健方法中，着实因为耳针不太容易掌握。耳朵是人体的五官之一，每个人都有一双耳朵，看起来不大，但上面却布满了穴道。耳朵与经络的关系非常密切，十二经脉均直接或间接与耳相通：手阳明经入耳中；足阳明经上耳前；手太阳经入耳中；足太阳的支脉至耳上角；手少阳经从耳后出耳上角，支脉入耳中；足少阳经下耳后，支脉至耳中、出耳前；六条阴经通过经络与阳经相合通于耳。所以有"五脏六腑，十二经脉有络于耳者"之说。无论是点穴的准确还是穴位的配合都有着许多学问，最好在有经验的医生指导下使用。但大家可以多多做耳穴按摩，每日抽时间按摩全耳，这对日常的防病保健有很大的好处。

tips 生物全息理论

切下一块长芽的马铃薯，便可培育出一棵马铃薯？这可以用生物全息理论来解释：全息学说认为，每一个机体包括成体都是由若干全息胚组成的，任何一个全息胚都是机体的一个独立的功能和结构单位；或者说机体的一个相对完整而独立的部分，就是一个全息胚，在每个全息胚内部镶嵌着机体各种器官或部位的对应点；或者说在全息胚上可以勾勒出机体各器官或部位的定位图谱。全息胚犹如整体的缩影，这些对应点分别代表着相应的器官或部位，甚至可以把它们看作是处于滞育状态的器官或部位。

在全息胚内，各个对应点不仅含有全身的遗传信息和生理信息，而且在病理条件下，全身或局部的病理信息，也相应地出现在全息胚或其对应点内。

人体的手、足、耳就属于全息胚，它包含有人体各器官或部位的定位图谱，即反射区或穴位。因此，通过各种方法刺激手、足、耳上的一些穴位和反射区，可以协助诊断部分病症，同时可以调节和改善各器官系统功能活动，以达到防病治病的效果。

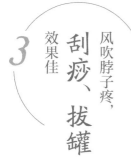

3 刮痧、拔罐
风吹脖子疼，效果佳

在颈夹脊和肩背部肌肉丰厚的部位，涂少许刮痧油或者红花油，然后用刮痧板反复刮拭，以出现痧点为度。然后在肩井穴以及颈肩部感觉疼痛的部位，选用大小合适的火罐吸附于此，留罐约 10 分钟。

颈夹脊：在颈部，后正中线旁开 0.5 寸。
肩井：在肩上，前直乳中，当大椎与肩峰端连线的中点上。

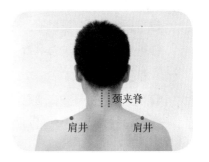

本书开篇的时候我就提到，中医认为不通则痛：寒气侵入到人体的经脉，使原来畅通无阻的气血因寒而凝滞，气血流通不畅则发生疼痛。风寒侵袭脖子部位，引发的脖子疼就是这一类。

这类颈椎疼，比前面我讲的"电脑脖"简单多了，因为器官没有实质上的改变，只要稍加调理，就能恢复如初。

怎么祛风？刮痧和拔罐这对好搭档又要出场了。

在头痛那一章，我们介绍了拔罐，现在再来看看刮痧。

首先刮痧板要消毒，然后在要刮痧的部位涂抹一层刮痧油或其他润滑油，手拿刮板，治疗时刮板厚的一面对手掌，保健时刮板薄的一面对手掌。刮拭方向从颈到背、腹、上肢再到下肢，从上向下刮拭，胸部从内向外刮拭。刮板与刮拭方向一般保持在 45°~90° 进行刮痧。刮痧时间一般每个部位刮 3~5 分钟，最长不超 20 分钟。对于一些不出痧或出痧少的患者，不可强求出痧，以患者感到舒服为原则。

tips 刮痧的注意事项

❶ 出痧后 1~2 天，皮肤可能轻度疼痛、发痒，这些反应属正常现象。

❷ 刮痧次数一般是第一次刮完等 3~5 天，痧退后再进行第二次刮治。

❸ 背部刮痧取俯卧位，肩部取正坐位。

❹ 空腹、过度疲劳、大病初愈者忌刮；低血压、低血糖、过度虚弱和神经紧张者轻刮。

❺ 孕妇的腹部、腰骶部，妇女的乳头禁刮。

❻ 心脏病出现心力衰竭者、肾功能衰竭者，肝硬化腹水，全身重度浮肿者禁刮。

❼ 刮治部位的皮肤有溃烂、损伤、炎症者禁刮。

❽ 下肢静脉曲张，刮拭方向应从下向上刮，用轻手法。

4 颈椎病保健操——全民护颈

适当的颈肩部活动能够改善颈部肌肉韧带的供血，使血液循环加快，使肌肉韧带更加强壮，从而预防颈椎病的发生，或减轻颈椎病带来的痛苦。下面介绍两套颈椎保健操，不需要运动场地，随时随地都可进行。

左顾右盼

预备姿势：坐位或立位，两臂自然下垂（以下预备姿势相同）。

动作：上体保持端正不动，头颈尽量向一侧旋转，直到能看到同侧肩部。要求做到颈部有酸胀感。这样保持 3~5 秒钟，再恢复到预备姿势。然后头颈向另一侧旋转，要求同上，只是方向相反。重复做 5~10 次。

健侧牵引

预备姿势：同第一节。

动作：头颈问健侧缓慢侧屈以后，保持侧屈位片刻，由此姿势再稍加用力，进一步侧屈一下，这时患肢可能突然感到舒适，或者臂、手部有瞬间发麻感。重复 10 次。

夹背牵引

预备姿势：同第一节。

动作：两手叉腰、两臂用力向后，尽量使两肩胛骨靠拢，同时挺胸，头稍低，后颈项上拔，这样静止用力保持 10 秒钟左右，然后还原。要求做到肩胛部出现酸胀，颈项部感到舒适。重复 10 次。

抗阻后伸

预备姿势：同第一节。

动作：两手托枕部，头颈用力对抗着双手阻力向后靠，这样静止对抗用力保持 10 秒钟左右。要求做到颈项部感到发热、发胀。重复 10 次。

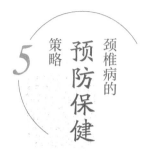

5 策略 颈椎病的 **预防保健**

切莫"高枕无忧"

人生大约有 1/3 的时间在睡眠中度过，在这漫长的岁月里，睡眠，成为影响身体健康的最重要的因素之一，那么，如何睡眠才能保证你的健康呢?

除了保证睡眠时间之外，睡姿一般以仰卧、侧卧为宜。而俗话说"高枕无忧"，其实也并非如此。想要睡得健康，一定要注意保持颈椎的生理前凸，过高或者过低的枕头不仅不适合颈椎病患者，即使健康人，枕这样不合适的枕头久了，也会引起或加速颈椎的退变。睡觉时可将枕头塑一凹坑，头放入其中，使肩背部着床。

保持良好的工作体位

工作学习时的体位，是一个十分重要，而又常被人忽视的问题。不良的工作体位，不仅影响患者的治疗与康复，而且是本病发生、发展与复发的主要原因之一，因此必须引起重视。这些工作体位可分为以下三种类型:

A 型

某些工作需要操作人员的头颈部仅向某一个方向（以前屈及左右旋转为多）不断转动，或仅在某一个方向相对固定，这除直接引起椎间隙内压改变外，也易使张力较大一侧的肌肉疲劳而加剧患病关节的内外平衡的失调。

建议：在头颈部向某一方向转动过久之后，向另一相反方向转动，并在几秒钟内重复数次。其间隔长短可酌情而定，但不宜超过 30 分钟。此既有利于颈椎保健，又可消除疲劳感。

B型　如果桌面或工作台面过高，则使头颈部呈仰伸状，而桌面或工作台面过低则势必使工作人员的颈部呈屈颈状。此两种位置均不利于颈椎的内外平衡，尤其是后者在日常工作、生活中最为多见。

建议： 除了可采用升高或降低桌面与椅子外，对某些需长期伏案工作者，可定制一与桌面呈 10°~30° 的斜面工作板，比较之单纯升高座椅或降低台面更有利于调整坐姿。

C型　任何工种都不应当长时间固定于某一姿势，坐位亦然。除非工作情况不允许（例如手术台上等）。

建议： 至少每 2 小时能够全身活动 5 分钟左右，每人可根据自己情况采取相应的活动方式，要坚持做课间操、散步及颈部自我按摩。

保暖很重要

颈椎病患者在冬春季节发病率高，且症状较夏秋季为重，这与天气寒冷，颈部着凉有关。颈部受寒后，局部对疼痛的耐受性降低，寒邪凝滞筋脉，肌肉痉挛、紧张度增高而使颈神经受压，其则肌肉僵硬、活动受限、局部血运减少，筋脉失养，逐渐使颈肩部疼痛加重。因此，要注意颈肩部的保暖，尤其是睡卧休息时更应注意。夏季勿贪凉露宿，勿迎窗通风而眠。更忌在电扇劲吹下入睡。冬天应披紧被头或在护肩保护下睡眠，免受寒邪侵袭。

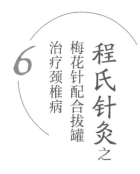

6 程氏针灸之
梅花针配合拔罐
治疗颈椎病

颈椎病也可以用梅花针治疗吗？当然，梅花针叩刺即归属刺灸学中"豹纹刺""半刺""毛刺"，其叩刺可祛瘀通络、散寒散瘀、调和阴阳；火罐可以祛风散寒、散瘀通络。梅花针叩刺后加火罐拔吸出血减压法，能抗炎、祛瘀、通络、消肿、止痛，迅速消除病灶张力、压力。颈椎病的梅花针疗法，取穴以阿是穴为主，同时叩刺大椎、天宗、肩井；梅花针轻刺后加火罐拔吸10分钟，以局部皮肤潮红或出血为度。

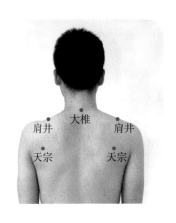

大椎：在后正中线上，第7颈椎棘突下凹陷中。
天宗：在肩胛部，当冈下窝中央凹陷处，与第4胸椎相平。
肩井：在肩上，前直乳中，当大椎与肩峰端连线的中点上。

乳房疼痛是女性的常见问题，不论疼痛或轻或重，都让许多女性痛苦不堪。因为虽然这种疼痛通常都可以忍受，但由于症状不具特异性并且可能性又太多，所以会给不少女性带来重重困扰甚至带来心理上的恐惧感。

每个女性几乎都会经历一个阶段的"乳痛"，也许在青春期，也许在哺乳期，又或者在中年和老年。有专家说："如果一辈子都没出现过乳痛的话，那么便会有产生疾病的担心！"因为让女同胞们谈之色变的乳腺癌，起病初期都不以疼痛为首要症状。

难言之隐：乳房痛

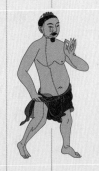

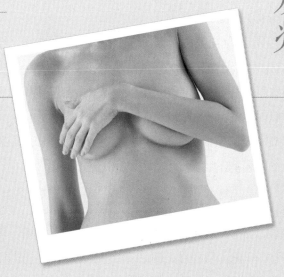

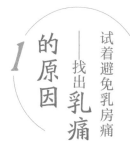

第七章

1 找出乳痛的原因——试着避免乳房痛

为什么会产生乳房疼痛？情绪波动、精神压力大、饮食不当等都有可能引起乳痛。

❶ 因生理周期所造成：此种疼痛感与经期有明显之关系，通常在月经前二、三天因血流供应增加造成乳房胀痛感，于月经过后便逐渐消失。

❷ 中老年女性，为了皮肤美容、抗衰老，长期使用含雌激素的面霜或服用含有雌激素的药物，使体内雌激素水平相对增高，久之可诱发本病。

❸ 内衣不合适造成压迫所致，在更换内衣后可缓解。

❹ 乳房有外伤时造成之疼痛。

❺ 哺乳期女性常因为乳腺发炎及感染引起之红肿热痛，经适当的处理（如投予抗生素、适当按摩）可使症状快速缓解。

❻ 至于乳癌本身是很少会引起疼痛的，除非乳癌恶化侵犯至皮肤或胸壁等临近组织时，才会造成疼痛。

❼ 另外，有些非乳房疾病如肋软骨炎、隐性带状疱疹及心脏病等，有时也表现为一侧乳房的疼痛。

所以，女性朋友若有乳房疼痛的情形，既不要惊慌失措，也不可麻痹大意。不妨依上面几种可能，自己找原因，但是如果没有明显的原因可寻且持续疼痛时，应立即寻求专业医师的协助，这是非常必要的。如果经过正规检查没有发现问题，就不必过度紧张，适当治疗，定期复查即可。

2 肝胃不和 的乳房痛

推抚： 取坐位或侧卧位，充分暴露胸部。先在乳房上撒些滑石粉或涂上少许润滑剂，然后双手全掌由乳房四周沿乳腺管轻轻向乳头方向推抚 50~100 次。

点乳根、人迎、膻中、期门、足三里。

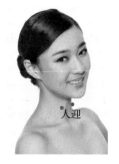
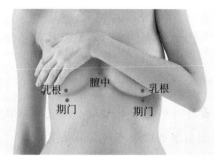
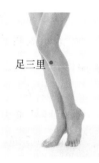

人迎：在颈部，横平喉结，胸锁乳突肌前缘，颈总动脉搏动处。

乳根：在胸部，第5肋间隙，前正中线旁开4寸。
膻中：在胸部，当前正线上，平第4肋间，两乳头连线的中点。
期门：在胸部，当乳头直下，第6肋间隙，前正中线旁开4寸。

足三里：在小腿前外侧，当犊鼻下3寸，距胫骨前缘1横指（中指）。

什么叫肝胃不和呢？

我们一般说某人脾气不好，爱发火，这可能是原因他的肝阳亢盛；而肝胃不和的人，恰恰相反，这类人经常生闷气，爱钻牛角尖，比较敏感，虽然别人可能感觉不到他的情绪变化，但其实在他的内心里已经"翻江倒海"，这时如果再暴饮暴食，就极有可能导致胃经积热，气血瘀滞。肝郁加胃热，正是肝胃不和的内在原因，这时不仅仅胃不舒服，还会因为肝经和胃经循行均经过乳房部而引发女性乳房疼痛，患者会表现为胸部红肿热痛、拒按、疼痛难忍，同时全身症状还有高热、怕冷、口干口渴、全身酸疼、小便短赤、大便秘结等等。当然，大多数患者不会严重到这个地步，不过如果你觉得乳房痛，不妨分析一下是不是肝胃不和导致的，这样一是可以缓解突然感觉乳房痛时的恐惧心理和精神压力，而且有的放矢地治疗，才能让病情快点好起来。

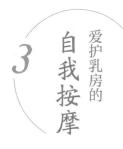

3 爱护乳房的 **自我按摩**

◎ **揉压法**

以手掌上的小鱼际或大鱼际着力于患部，在胀痛处施以轻揉手法，有硬块的地方反复揉压数次，直至肿块柔软为止。

◎ **揉、捏、拿法**

以右手五指着力，抓起患侧乳房部，施以揉捏手法，一抓一松，反复轻柔操作10~15次。

◎ **振荡法**

以右手小鱼际部着力，从乳房肿结处，沿乳根向乳头方向作高速振荡推赶，反复3~5遍。局部出现有微热感时，效果更佳。

中医对乳痛的解释，主要从情绪、精神因素来考虑。当一个人在生活、工作中失意或心情不舒畅，或受到意外精神刺激时，容易郁闷伤肝，使肝气郁滞。而肝气不舒，则会导致经脉阻滞，血行不畅，出现乳房胀痛。

李小姐是一位年轻白领，每次在月经来潮前都觉乳房较敏感、疼痛，一旦月经来潮后便好了，一直没在意。同事闲聊时发现好几个同事都有类似的情况。近来因为加班过多，乳房疼痛明显加重，无法穿着T恤、俯卧，连抬手动作幅度太大都难以忍受。李小姐怀疑自己是否得了癌症扩散到淋巴结，赶紧请假去医院检查。医生听完李小姐的叙述后检查了乳房，又做了乳房B超，并没有发现什么问题，只是叮嘱她要注意休息，保持心情愉快，这样疼痛自然就会消失。

随着现代女性所承受的压力越来越大，像李小姐这样备受乳痛困扰的比比皆是。这种由于内分泌失调所引起的乳痛，大家可不能等闲视之，因为长期的经络不通，久而久之就会引起乳腺组织增生。虽然乳腺增生不属于肿瘤等严重疾病，但乳痛明显加重，并可向腋下、肩背部放射，这种痛苦又有谁愿意忍受？采用我们介绍的这些具有疏通经络，调和气血，消肿散结之效的家庭疗法，可以帮助女性朋友们驱走疼痛，解除后顾之忧。

tips 周期性和非周期性乳房疼痛

乳房疼痛可分为周期性和非周期性疼痛。

周期性乳痛：即经前乳痛，因疼痛与月经周期有明显关系而得名，是所有的乳痛里最常见的类型，约占 67%。以青年和中年妇女居多，平均发生年龄 34 岁。大多数发生在每次月经来潮之前，乳房的外侧偏上部分疼痛，大约有 22% 的人在绝经前会自然缓解。

女性内分泌会以微妙的方式影响女性终身。月经周期受内分泌激素改变的影响，乳腺组织也会发生生理性的变化。月经来潮后乳房胀痛减轻或消失，这是一种正常的生理现象，只是不同的人乳房胀痛程度不同而已。但是，当工作太忙，压力加大的时候，女性易出现内分泌失调，不仅会出现月经紊乱，还会出现乳房疼痛。

非周期性乳痛：疼痛断断续续，与月经没有紧密联系。约占乳痛的26%，平均发生年龄为 43 岁，近 50% 患者可以自然缓解。

此外，还有占 7% 的胸壁痛病例，包括肋软骨炎、乳房外侧疼痛综合征、颈神经根病或其他非乳腺病所引起的疼痛。一般来说，肋软骨炎在靠近乳头内侧疼痛。

4 适合摩揉消肿

产后乳房肿痛，

摩揉乳周消肿法： 按摩前要先用热毛巾热敷，而后从乳房根部向乳晕做螺旋式按摩，产妇哺乳后，两手相对从乳房边缘向乳头轻轻挤压整个乳房，要保持一定压力，重复 10 次。

拇指揉压乳根、天溪、食窦、屋翳、膺窗等穴数分钟；多指指腹由外周向乳头方向梳刮乳腺数次；多指握拿胸大肌数遍。

乳根：在胸部，第 5 肋间隙，前正中线旁开 4 寸。

天溪：在胸部，第 4 肋间隙，前正中线旁开 6 寸。

食窦：在胸部，第 5 肋间隙，前正中线旁开 6 寸。

屋翳：在胸部，第 2 肋间隙，前正中线旁开 4 寸。

膺窗：在胸部，第 3 肋间隙，前正中线旁开 4 寸。

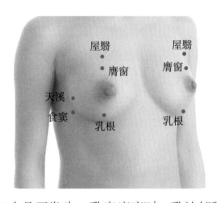

单纯的乳房胀痛，一般在产后的二十几天发生。乳房疼痛时，乳汁郁积成块，出现胀痛及沉重感。此时，乳晕变硬，乳头变短，婴儿吸吮时费力。母亲也因疼痛不愿喂奶，乳房胀痛重时还会影响产妇手臂活动，影响睡眠和休息。这让很多新妈妈感到烦恼。适当的热敷和按摩，可使恼人的疼痛减轻不少。

操作方法　在产后 4 天开始乳房护理。首先，用温度为 40℃ ~45℃的热毛巾盖住整个乳房，热敷 5 分钟；然后，用右手食指、中指、无名指的指腹，从乳房根部向乳晕做螺旋式按摩，注意力度不要太大；产妇哺乳后，两手相对从乳房边缘向乳头轻轻挤压整个乳房，要保持一定压力，重复 10 次。最后，一手托住乳房，另一手拇指和中指相对，重复快速挤压。

　　根据研究发现，进行这项按摩，可刺激催乳素产生及射乳反射形成，从而使乳汁分泌提前并促进乳腺管通畅。同时局部硬块变软、变小，血液循环好，使母亲的乳房胀痛明显减轻。并且能够增加乳房皮肤的抵抗力和韧性，预防乳头皲裂，增加母亲的舒适感和哺乳的信心，保证新生儿每日摄入的营养和能量。

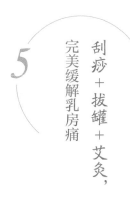

5　**刮痧+拔罐+艾灸，完美缓解乳房痛**

　　点穴找不准穴位？乳房疼痛不想碰？没问题，除了点穴之外，还有别的方法能解决乳房疼痛，一起来看看吧！

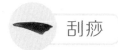

　　先刮肩部肩井、背部天宗，然后刮胸部膻中，再刮前臂外关，刮下肢外侧丰隆，刮太溪及足背行间、侠溪。（这里要注意的是，膻中穴在刮的时候一定要注意力度，不可过于用力，刮痧并不是必须刮出痧点。）然后沿脊柱方向刮拭背部膀胱经双侧，刮拭与乳房同水平段的脊柱和两侧的背肌，也就是通常所说的肩胛部位。为了取得理想的效果，朋友们可以在刮拭时应注意寻找压痛点，对该处进行重点刮拭。

肩井：在肩上，前直乳中，当大椎与肩峰端连线的中点上。
天宗：在肩胛部，当冈下窝中央凹陷处，与第4胸椎相平。

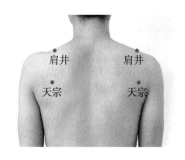

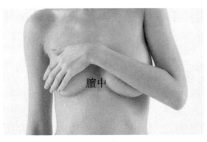

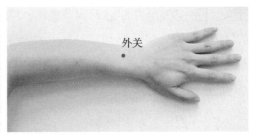

膻中：在胸部，当前正线上，平第4肋间，两乳头连线的中点。

外关：在前臂背侧，当阳池与肘尖的连线上，腕背横纹上2寸，尺骨与桡骨之间。

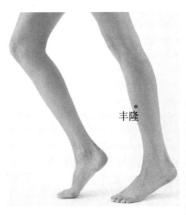

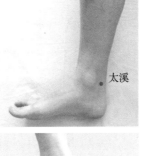

太溪：在足内侧，内踝后方，当内踝尖与跟腱之间的凹陷处。

行间：在足背侧，当第1、2趾间，趾蹼缘的后方赤白肉际处。

侠溪：在足背，第4、5趾间，趾蹼缘后方赤白肉际处。

丰隆：在小腿前外侧，当外踝尖上8寸，条口外，距胫骨前缘2横指（中指）。

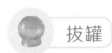 拔罐

　　拔罐需要与刮痧相结合，一般是在刮痧结束后，在背部出痧较多部位（或者压痛点）拔上火罐，留罐10~15分钟。结束后，嘱患者饮200~300毫升热开水，以助血液循环，加速新陈代谢。

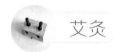 艾灸

艾灸有镇痛效应，能促进血行，改善新陈代谢，加强组织吸收，增强修复与自然愈复能力，同时还可以调整各种内分泌腺功能，调节内分泌激素的分泌。

1 用艾条熏灸膻中及乳房周围，重点灸阿是穴（疼痛部位、疼痛反应点）。每穴灸 10 分钟。

2 若有乳腺增生，则以增生肿块四周为主，配合阳陵泉、足三里、三阴交、肝俞、太冲。每穴 5~10 分钟。

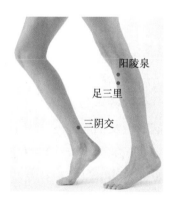

阳陵泉：在小腿外侧，当腓骨头前下方凹陷处。

足三里：在小腿前外侧，当犊鼻下 3 寸，距胫骨前缘 1 横指（中指）。

三阴交：在小腿内侧，当足内踝尖上 3 寸，胫骨内侧缘后方。

肝俞：在背部，当第 9 胸椎棘突下，旁开 1.5 寸。

太冲：在足背侧，当第 1 跖骨间隙的后方凹陷处。

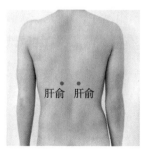

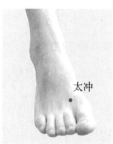

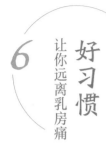

6 好习惯 让你远离乳房痛

❶ 出现乳房疼痛后，不必过于紧张，应积极进行相关检查，排除乳房肿瘤等严重疾病，如有需要，应定期复查。

❷ 内衣大小不合适应及时更换，避免因内衣过紧对乳房造成挤压。

❸ 平时注意调畅情志，要保持情绪稳定、愉快乐观，善于避免和解除紧张、压抑等不愉快的情绪。

❹ 饮食起居要规律，平时少吃油炸、辛辣等刺激性食物，不宜食用过多甜食，多吃蔬菜和水果类，多吃粗粮、核桃、黑芝麻、黑木耳、蘑菇等。保证足够的休息时间。

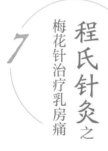

7 程氏针灸 之 梅花针治疗乳房痛

　　虽然我们说乳房痛也分各种各样的原因，但是并不是所有患有乳房痛苦恼的朋友都能自己分辨出来其根本原因的，对于此，程氏针灸也有一套梅花针治疗乳房痛的方法，朋友们不妨尝试一下：梅花针消毒，叩打脊椎两旁旁开1寸，从第1颈椎推至第6胸椎，手法相对重一些（乳腺炎患者甚至可局部叩打出血），每次5~10分钟，每日早晚各一次。

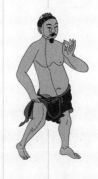

第八章

"上火"：引发疼痛的
快速缓解之道

如果有一天你突然发现嘴里长了小泡、溃疡……

如果有一天你突然发现牙龈肿胀、牙疼难忍……

如果有一天你突然发现双目赤红、咽喉疼痛……

不用看医生，就会给自己做出明确诊断：我又上火了。

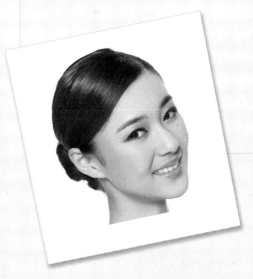

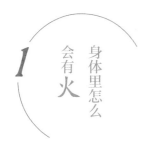

1 身体里怎么会有火

"上火"，似乎是一个中国人才能听得懂的说法，为什么这么说呢？追根究底地去查找"上火"这个词的含义时候，你会发现它其实是中医的专用名词。

中医认为人体里本身是有火的，"火"能够推动人体的各种功能，如果没有火，那么生命也就停止了，也就是所谓的生命之火。但是这种火应该保持在一定的范围内，超过正常范围就是邪火，人就会不舒服，会出现很多红、肿、热、痛、烦等具体表现。

这种非正常的火又分为虚火和实火。正常人体阴阳是平衡的，对于实火来说，阴是正常的，但是阳过亢，这样就显为实火；另一种情况阳是正常的，阴偏少，显得阳过亢，这样就显示为虚火。就如同两根长短合适，一模一样的木棍，如果你把其中一根削短或增长，相比而言都会使得另外一根显得过长或者过短，这样就打破了平衡。虚火或者实火，也就产生了。一般症状重，来势猛的属实火；症状轻，时间长并伴手足心热、潮热盗汗等的属虚火。

上火在日常生活中十分常见，如果出现疔肿四起、红肿热痛，两眼红赤，咽喉干痛，声音嘶哑，口腔糜烂，鼻腔热烘，鼻衄出血，牙疼肿胀，烦躁失眠，舌红苔黄，尿少尿黄，便干等，这些表现在中医属于热证和火证的范畴。

那么人体的"火"到底是从哪里来的呢？是自身引发的还是外界因素导致的？中医认为"火"产生的原因多是风、寒、暑、湿、燥、火等邪气，侵入机体化生的结果。此外，脏腑功能失调、精神过度刺激、生活丧失规律、嗜食辛辣油腻，也易引起上火。

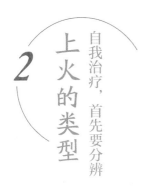

上火的类型

自我治疗，首先要分辨

很多人认为上火是小毛病，吃点牛黄解毒片、消炎药就可以了。实际上这种做法是不科学的。任何药物都应在医生的指导下服用，切不可自己买一些药品随意服用。那么有没有既科学又简便实用的方法来帮助我们摆脱"上火"的痛苦呢?

首先，在降火之前我们应该明确身体的火是哪种类型，从而为治疗提供依据。很多人认为上火的具体表现一般在头面部居多，实际上中医认为人体是一个整体，身体各个部位都应该有不同程度的表现，除了虚实之外，上火还可以按照部位和脏腑功能来分。

从上下来分

上焦火 目赤、咽喉肿痛

中焦火 烦热口渴、口腔糜烂、胃脘痛、牙痛

下焦火 便秘、尿赤

从脏腑来分

肝火 脾气暴躁，目赤肿痛，口干口苦，舌两侧边缘红点，头部两侧及顶部疼痛

肺火 咽喉干痛，鼻腔烘热、出血，鼻扇气喘

心火 口舌生疮，尤其是舌尖部位溃烂、红点，烦躁失眠

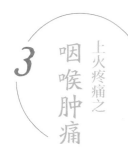

3 咽喉肿痛

上火疼痛之

风热

先掐按双手少商、商阳穴 2 分钟以缓解疼痛，然后用手指在喉结两旁轻轻地推揉，上下往返数次。

按揉鱼际、外关、尺泽，掐揉、点按大椎，每穴 2~3 分钟，尽量使穴位产生酸胀感。

最后用拍法由上而下击打肩背部脊柱两侧膀胱经。

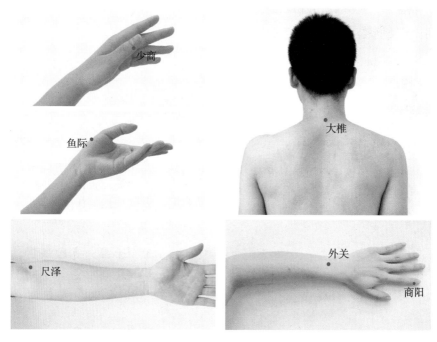

少商：在手拇指末节桡侧，距指甲角 0.1 寸（指寸）。
鱼际：在手外侧，第 1 掌骨桡侧中点赤白肉际处。

大椎：在后正中线上，第 7 颈椎棘突下凹陷中。

尺泽：在肘横纹中，肱二头肌腱桡侧凹陷处。

商阳：在手食指末节桡侧，距指甲角 0.1 寸（指寸）。
外关：在前臂背侧，当阳池与肘尖的连线上，腕背横纹上 2 寸，尺骨与桡骨之间。

小宇今年 9 岁，平时活泼好动，爱说爱笑，看到邻居们就叔叔、阿姨、爷爷、奶奶叫得可甜啦，是个特讨人喜欢的小胖子。不过这两天小家伙有点蔫儿，遇到邻居也不怎么吭声，大家还以为是期末考试考砸了，正在自我反省呢。其实呀根本就不是这么回事。学校前天下午刚刚放暑假，小宇一看时间还早便约了和几个小伙伴痛痛快快踢了场足球。一回到家满身大汗的小宇便迫不及待地打开空调给自己降温。结果第二天一早起床就感觉脑袋有点发热，嗓子又干又疼，不能吞咽，连说话都困难，病成这样，还怎么和邻居打招呼，不蔫儿才怪呢。

从中医理论来看，小宇这是外感风寒、热闭于内，运动后发身体热量往外散发之时，却吹空调，使体表郁闭，热散不出，因而产生肺系的上火症状。

相信不少人也有过和小宇类似的经历，这种小小毛病大家早已司空见惯，而且小得都不值得看医生，去药店买点消炎药、喉片基本就能解决问题。可是，或许有些人到现在才知道，中医原来有更简单的方法来帮我们驱除这些小烦恼。除了穴位点按的方法之外，还可以采用刮痧、拔罐的方法。

首先，在腰背部脊柱两侧涂少许刮痧油或者凡士林等，然后用刮痧板由上至下（沿膀胱经循行路线）、由脊柱向两侧反复刮 10 分钟左右，重点部位是上背部。注意刮痧时不要过于追求力度，以免出现疼痛不适，以出痧为可。一般来说，上背部出痧较多。

此外，为了防止风热侵袭身体，朋友们一定要注意：

❶ 天气炎热时，不可图一时痛快，过度吹空调、风扇。

❷ 饮食以清淡为主，忌"吃香的喝辣的"。

❸ 多喝白开水，以补充机体上火发热时水分的丧失，并可促进新陈代谢，生津利尿，加速毒素的排泄和热量的散发，但应远离碳酸饮料。

胃火

掐按两手少商、商阳穴，以及足部内庭穴，按揉合谷、曲池、尺泽穴，各2分钟。

"咽干，牙痛，口渴，便秘，尿黄……"伴有这些症状的咽痛可不是由风热引起的，胃火和阴虚才是它的罪魁祸首。

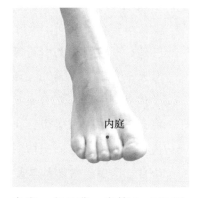

内庭：在足背，当第2、3趾间，趾蹼缘后方赤白肉际处。

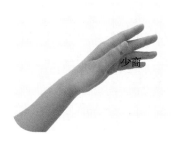

少商：在手拇指末节桡侧，距指甲角0.1寸（指寸）。

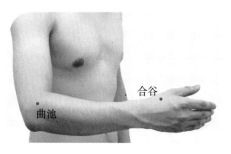

合谷：在手背，第1、2掌骨间，当第2掌骨桡侧的中点处。

曲池：在肘横纹外侧端，屈肘，当尺泽与肱骨外上髁连线中点。

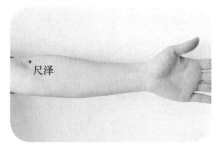

尺泽：在肘横纹中，肱二头肌腱桡侧凹陷处。

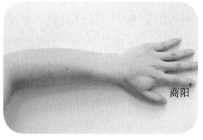

商阳：在手食指末节桡侧，距指甲角0.1寸（指寸）。

先来说说胃火。

胃火炽盛，一般由不良饮食习惯引起，由于贪嘴而引发上火，尤其对辛辣油腻，煎烤油炸等食物来者不拒的朋友，极易点燃胃肠之火，因此平时要管好自己的嘴，以凉性和平性食物为主，多吃一些具有清热、祛火、生津作用的水果、蔬菜，如梨、柚子、无花果、香蕉、银耳、萝卜、绿豆、冬瓜、丝瓜、百合、苦瓜、木耳、芹菜、菠菜、油菜、荸荠、藕等，多喝白开水或绿茶。少食助阳兴热以及有刺激性的食物，如韭菜、大蒜、辣椒、羊肉、狗肉、雀肉、眼、樱桃、杏子、干果等。此外，辛辣、油腻、熏炸之物，对口腔和肠胃有强烈的刺激作用，因此要经得住火锅、烧烤、麻辣烫等美味的诱惑，绝对不能随心所欲，想吃就吃。

对付这种上火，也可以采用刮痧的方法，首先，在腰背部涂少许刮痧油或者凡士林等，然后用刮痧板以适度的力量由上至下（沿膀胱经循行路线），由脊柱向两侧（由内向外）反复刮 10 分钟左右，以出痧为可。重点部位是中上背部，一般来说，也是较易出痧的部位。然后还要刮小腿正面胫骨外侧的胃经，从足三里一直刮到脚踝，两条腿各 50 下，能起到降胃火的作用。

此外，外调不如内养，调整自己的情绪也是非常重要的。焦躁的情绪会"火上浇油"，保持心情舒畅有助于调节体内的"火气"。

阴虚

按揉太溪、照海、三阴交、肾俞穴，每穴 2~3 分钟，使按揉处产生酸胀感。由上向下轻轻按咽喉两侧 5 分钟。

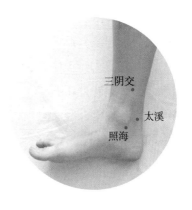

太溪：在足内侧，内踝后方，当内踝尖与跟腱之间的凹陷处。
照海：在足内侧，内踝尖下方凹陷处。
三阴交：在小腿内侧，当足内踝尖上 3 寸，胫骨内侧缘后方。

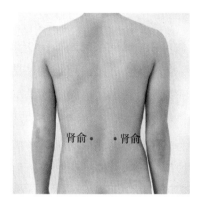

肾俞：在腰部，当第2腰椎棘突下，旁开1.5寸。

按揉足部的肾区、上颌区、下颌区、喉区、颈区、扁桃体区、整个淋巴系统反映区（见附录足背、足底反射区示意图）。配合揉肾经，即以拇指或掌根部沿肾经循行线按揉，可滋补肾阴。

在腰背部均匀涂抹少许刮痧油或者凡士林等，用刮痧板以适度的力量由上至下（沿膀胱经循行路线）、由脊柱向两侧（由内向外）反复刮10分钟左右，以出痧为可。重点部位是脾俞至肾俞之间，即中下背部。

虚也能上火？答：对。就像本章开篇我举的那个例子一样，一模一样的木棍，如果你把其中一根削短，相比而言都会使得另外一根显得过长，这样就打破了平衡。虚火就产生了。大多数朋友可能一提到上火就直接想到"去火"，本来嘛，"火"大了还不该灭灭火么？其实不然，在现代人的生活中，许多"上火"的表现都是"虚火"引发的，而这种虚火往往由肾阴不足引起；生活水平的提高，工作忙碌，缺乏休息，生物钟紊乱，情绪抑郁容易激动——这些都直接导致了许多人的阴虚体质，平时多见腰背酸痛、两膝酸软、手足心发热、盗汗。阴虚火旺时，会先引发咽喉疼痛，痛感较轻，或吞咽时才感觉痛楚，牙齿、牙龈轻微疼痛，夜晚则以上症状加重。

因此，为了对付阴虚上火，平时生活中要多多注意，饮食上要按时进餐，少吃辛辣油腻和生冷之物，前者易产生火热，可进一步煎灼机体内的阴液，使阴虚更为严重，后者易损伤脾胃阳气，使脾胃功能失调；工作要劳逸结合，体力劳动与脑力劳动结合，经常"换换脑子"，免得过于用脑，耗伤阴液造成阴虚；另外，针对咽痛这一症状来说，在养成良好的生活习惯之外，还要注意保持口腔卫生，经常漱口，尽量避免喝酒、抽烟和熬夜。

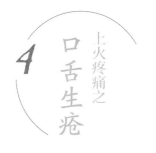

4 上火疼痛之 口舌生疮

阴虚

按揉劳宫、太溪、照海、三阴交、肾俞穴，每穴2~3分钟，使按揉处产生酸胀感。由上向下轻轻按咽喉两侧5分钟。按揉足部的肝区、肾区、心区（见附录足底反射区示意图）。配合揉肾经，即以拇指或掌根部沿肾经循行线按揉，可滋补肾阴。

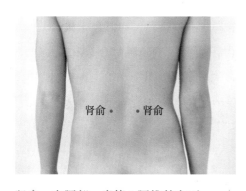

肾俞：在腰部，当第2腰椎棘突下，旁开1.5寸。

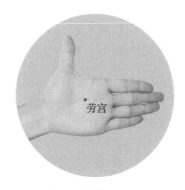

劳宫：在手掌心，当第2、3掌骨之间偏于第3掌骨，握拳屈指时中指尖处。

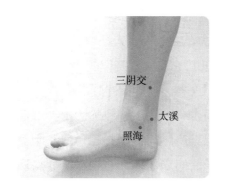

太溪：在足内侧，内踝后方，当内踝尖与跟腱之间的凹陷处。
照海：在足内侧，内踝尖下方凹陷处。
三阴交：在小腿内侧，当足内踝尖上3寸，胫骨内侧缘后方。

复发性口腔溃疡困扰着这个城市的许多年轻人，身体没什么大病，但是溃疡却每月都来"按时报到"，去医院看，似乎大夫除了开一些维生素之外就没有更好的办法，嘴巴又疼又干，多喝水也没效果，不仅影响进食，更重要的是弄得心烦意乱，工作生活都耽误。

我的一位朋友 Ann 是一家外企的高级客户经理。随着公司业务的增多，客户量加大，她的工作也逐渐繁忙起来。为了能够出色地完成每项任务，加班、熬夜已经成为她每天必不可少的功课。方便快捷、品种单调的快餐也成了她一日三餐的主角。高强度、快节奏的工作，让 Ann 的生活和休息变得杂乱无章。2个月过去了，她的身体终于无法承受这样的负担，各种问题接踵而至。口腔溃疡反反复复，一波未平，一波又起，平常伶牙俐齿的她在和公司领导开会、客户交流的时候变得口齿不清，清火片吃了一大堆，还是不见好转。睡眠质量也变差，晚上总感觉心口烦热，手心燥热，而且经常盗汗。昔日的女强人，被折磨得苦不堪言，甚至产生了辞职的念头。万般无奈之下，她找到我，问针灸能不能治这个病，其实呀，针灸是可以治疗口腔溃疡的，只要找准病因，几针下去，就能让你的口腔溃疡轻松消失。

中医认为这类口腔溃疡是由于阴虚火旺引起的。一般溃疡大小不等，反复发作，平时有手足心发热、面热烘热（时不时面部有突然发热感）、腰膝酸软、盗汗等症状。在社会竞争日益激烈、工作生活压力越来越大的今天，像 Ann 一样不堪重负的人比比皆是。更为不幸的是，许多人把健康寄托于各种药片药丸和先进的医疗仪器设备上，而不知道它其实就在你的手中。只要轻轻松松活动一下手指，点一点、按一按、揉一揉，便能使健康常驻。

或许大家已经发现，前面所提到的咽痛也有因阴虚导致的。由外部症状表现来看，口疮和咽痛是完全不同的，但其产生的根源却同是由于阴虚火旺。也就是说疾病的本质是一样的，而"治病求本"又是中医治疗疾病的重要法则之一，因此我们可以采用同样的方法来解决问题。其实，很多肾阴不足的人，常会有咽痛和口疮同时出现或交替发作的情况，归根结底就是阴虚在作祟。所以，容易患这类口腔溃疡的朋友，也要注意日常生活中的保健。

心火

按揉心经，掐按少冲、关冲、中冲、劳宫，按揉颊车、合谷、阴郄。每穴2~3分钟。

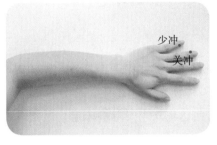 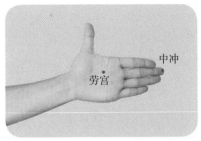

少冲：在手小指末节桡侧，距指甲角0.1寸（指寸）。

关冲：在手指，第4指末节尺侧，指甲根角侧上方0.1寸（指寸）。

中冲：在手指，中指末端最高点。

劳宫：在手掌心，当第2、3掌骨之间偏于第3掌骨，握拳屈指时中指尖处。

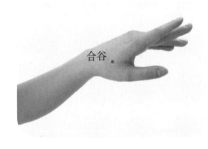 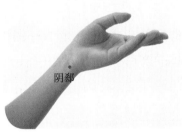

合谷：在手背，第1、2掌骨间，当第2掌骨桡侧的中点处。

阴郄：在前臂掌侧，当尺侧腕屈肌腱的桡侧缘，腕横纹上0.5寸。

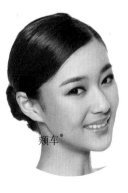

颊车：在面部，下颌角前上方一横指（中指），闭口咬紧牙时咬肌隆起，放松时按之有凹陷处。

在腰背部涂少许刮痧油或者凡士林等，然后用刮痧板以适度的力量由上至下（沿膀胱经循行路线）、由脊柱向两侧（由内向外）反复刮 10 分钟左右，以出痧为可。重点部位是中上背部。然后用火罐在出痧多、颜色较重的地方拔罐，留罐 5~10 分钟即可。在两边手肘部中间的心包经部位涂上润滑油，再用力拍打出痧或用刮痧板刮出痧，可以清心火。

祖父有一位老患者，姓王，如今已经60有余。她平时就爱琢磨，不管是国事、家事、芝麻绿豆大的事情，也甭管是和自己有关的，还是八竿子打不着的，没事儿也想找点事儿琢磨琢磨。这思来想去，便有很多想不通的地方，于是啊，上火就成了家常便饭。早些年祖父还出诊的时候，她就经常因为舌尖溃疡来看病，据她自己说"舌头疼的，那滋味儿像火烧的一样"，不仅如此，她还有晚上烦躁不安，经常失眠，小便发黄，排尿时灼热刺痛的症状。

中医常说："舌为心之苗。"心火旺的人，舌头就会受到牵连，这里教给大家一个简单的辨别心火的方法：看舌头。心火旺盛的时候，舌边会泛红，特别是舌尖的部位，红的十分明显，与舌中后部对比强烈。比如上面提到的王大妈就是个典型的例子，平时思虑过度，心火不请自来。可是，毕竟也有不得已的时候啊，有些事情不琢磨也不行，那一旦心火蔓延，该怎么办？

有句话说"心静自然凉"，保持平和心态，凡事顺其自然，无须过分患得患失。饮食宜清淡，以凉性和平性食物为主，用莲子心泡水喝，有助于清泻心火。

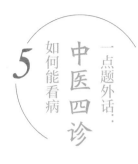

西医学中，各种诊断工具的出现着实为疾病的诊断提供了大大的方便，可是就中医而言，相信朋友们都知道传统的中医四诊：望闻问切。

想一想，这种完全凭外在的症状表现而判断疾病的方法似乎太不科学了，可中医的历史和至今的疗效恰恰又说明中医四诊有其准确性，科学性。自古以来，中医就认为人体是一个有机的统一整体，上下、表里都有着密切的联系；内在的疾病，往往可以通过外部的望闻问切来进行诊断，医生观察患者的一些细微的病理变化，就能以此判断出患者整体疾病的性质。这种方法就叫作"司外揣内，见微知著"。这是一种整体观，体现着古代哲学的大智慧，是中医学的灵魂。

司外揣内，是通过观察事物外在表象，以揣测分析其内在状况和变化的一种思维方法。亦有人称作"以表知里"。前人早就已经认识到，事物的内部和外部，相互间是有着密切联系的，"有诸内者，必形诸外"。内在的变化，可通过某种方式，在外部表现出来，通过观察表象，可一定程度认识内在的变化机制。这一方法远在古代，就已经在其他自然学科中被采用。如《管子·地数》说："上有丹砂者，下有黄金；上有慈石者，下有铜金；上有陵石者，下有铅锡赤铜……"这便是司外揣内法在地质学方面的应用。

司外揣内法亦是中医学常用的方法。脏象学说主要就是以此为方法来揣测、分析、判断内脏的内涵。脏者藏也，即是藏在于体内的器官；象就是脏腑表现于外的生理、病理现象。也就是说，脏象学说就是借助对外在生理病理现象的观察分析，来揣测判断内在脏腑的功能特点。例如，通过对脉象、舌象、面色及心胸部症状等外在征象和症状的观察分析，就可以了解心主血脉功能的正常与异常，并由此做出诊断，决定治疗。又例如，根据声音的低微还是响亮，可以判断肺气虚还是不虚；据舌色鲜红还是正常，可以判断体内有热还是正常等等。《黄帝内经》把内脏病变与外在表现的关系，形象地比喻为"日月之投影、水镜之照形、击鼓之有声"。

生活中有趣的小故事，可以帮助我们更好地理解司外揣内的道理。

记得朋友曾经给我讲过一个故事："炎炎的夏日，街边的一排西瓜棚生意清淡，唯有拐弯处的一个瓜棚围满了人，还不时传出叫好声。走过去一看，原来是摊主正与一位顾客打赌。摊主说自己能连选十个西瓜，保证个个都甜，这位顾客偏不信，两人就较上了劲儿。于是小贩开始选瓜，只见他先看瓜的形状和颜色，然后用手拍几下，再把瓜举到耳边，一边拍一边听。三下五除二，十个西瓜就选好了，的确个个又沙又甜。围观的人啧啧称奇，连声叫好。"您可不要小看挑西瓜，其实，挑西瓜和中医看病也有着异曲同工之处：小贩选瓜一看、二拍、三听，中医看病一望、二闻、三问、四切，行业虽然不同，但道理却惊人的相似。

还有一个是医圣张仲景与王粲的故事，与扁鹊见齐桓公的故事类似。

张仲景晚年行医到洛阳，遇到当时的著名诗人王粲，见他眉毛异常，就判断出他二十年后会得一种病，并劝他服用五石散。当时王粲正值青春，并且处处得意，哪里听得进别人的劝告，最后，张仲景无奈地说："二十年后你将脱眉而死。"

二十年后，张仲景的预言果然应验。

虽然我们没有张仲景、扁鹊那样高明的医术，但生活中也会经常运用司外揣内的方法来判断身体的健康状况。比如照镜子的时候看到自己脸色很差，就会想到是不是最近太累，生活不规律，导致身体出问题了？然后会刻意提醒自己多休息，多放松，把身体调节到最佳状态。

见微知著，就是以小见大，从事物的细节看到它的整体、本质以及发展方向。

医生就是通过观察局部、微小的变化，测知整体的、全身的病变。例如，舌头为五官之一，只是人体很小的一部分，然而舌通过经络与许多脏腑都有着密切的联系。因此，舌质、舌苔的变化可以反映出人体脏腑气血的整体状况，望舌对于中医来说是一种不可或缺的诊断方法。又比如耳鸣、耳聋，不仅仅是耳的局部症状和疾病，更因为中医认为"肾开窍于耳"，"足少阳胆经入于耳"，因此常被诊断为肾精亏虚或肝胆湿热。《黄帝内经》上记载："十二经脉，三百六十五络，其血气皆上注于面走空窍……"就是说："通行全身的最重要的经脉都汇聚于面部，十二经脉、三百六十五络的气血皆在面部经过……"于是面部的外观、色泽就成为脏腑气血的外在表现。

中医的望诊其实就是通过观察局部来判断全身状态。这种方法在生活中也屡见不鲜，很多人都喜欢用见微知著的方法给自己诊断：例如哪天发现自己脸上长痘了，舌苔变厚，发黄，就知道体内一定是有热了，上火了，饮食上便会注意减少辛辣油腻之物，增加蔬菜水果的摄入量。这样及时发现，及时调理，身体上很多小问题不用治疗就可以解决啦。

第九章

最为难熬是腹痛

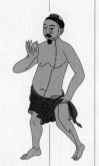

腹痛对于我们来说再熟悉不过了，因为在生活中，每个人都或多或少地经历过。只不过我们通常会亲切地称呼它的小名——"肚子痛"。

有谁敢说自己从来没有过肚子痛？腹痛就像感冒一样普遍，但发生的原因却比感冒复杂得多。腹痛最难熬，因为疼痛发作的时候坐也不是，站也不是，趴着不能止痛，只能蜷缩起来期待疼痛的减轻……

有的人偶尔会出现一次腹痛，不剧烈，持续几分钟后便缓解，缓解后也没有其他不适，此种情况多属功能性腹痛。又有人腹痛较剧烈，持续时间长，伴有发热、呕吐、腹泻或无大便，并且腹部拒绝按压，此种情况多见于病理性改变，如胃肠的炎症和溃疡等消化系统疾病，应尽快去医院查明原因，以免耽误治疗。还有人长期腹痛或伴有食欲减退，也应查明原因，以便进行治疗。腹痛多见于内、妇、外科等疾病，而以消化系统和妇科病更为常见。

祖国医学中，腹痛之病首见于《内经》，且记述甚详。总结几千年来前人的经验、理论，腹痛致病原因很多，并且涉及范围广泛。因为腹部为脾胃、大小肠、膀胱等所居之处，并为手足三阴经、足少阳经、足阳明经、冲、任、带等经脉循行之路径。因此，任何不良因素刺激到腹部相关脏腑和经脉，都可以引疼痛。

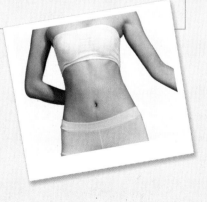

首先点合谷、足三里，使局部产生酸胀感，待疼痛缓解后再点揉关元。

因寒凉引起的腹痛，背腰部会有发凉的感觉。可将双手手掌紧贴腰部脊柱两侧，反复摩擦，使热量渗透到肌肉或腹部最好。

双手交叠，用手掌在肚脐和脐周做环形按揉，直到腹部产生温热感。

如果腹部极易受寒，平时可经常揉按足三里、关元，坚持每晚睡前摩腹，使腹部产生温热感。

1　寒凉腹痛，要用摩擦生热来抵御

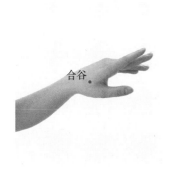

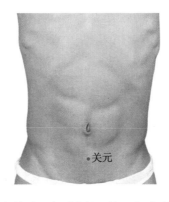

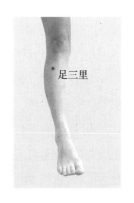

合谷：在手背，第1、2掌骨间，当第2掌骨桡侧的中点处。

关元：在下腹部，前正中线上，当脐中下3寸。

足三里：在小腿前外侧，当犊鼻下3寸，距胫骨前缘1横指（中指）。

终于熬到周末了，忙活了一周的小杨决定好好休息一下，不睡到自然醒决不罢休。可是第二天一早，还不到5点钟，睡得迷迷糊糊的小杨突然感觉肚子一阵冷痛，"糟糕，怎么又受凉了"，小杨一边抱怨一边急匆匆地往卫生间里冲。出来之后又赶紧灌了热水袋抱在肚子上，经过一阵子折腾，小杨早就睡意全无。

其实最近小杨已经不是第一次闹肚子了，前几天一场秋雨下过之后，早晚温差明显增大，可是还没来得及适应"天凉好个秋"的小杨经常忘记关窗子，这不一个美好的周末就这样给"葬送了"。

像小杨这种腹痛不少人也深有体会。"昨晚睡觉受凉了，今天肚子好痛"，这句大家再熟悉不过的话便可证明。显而易见，这种腹痛就是寒凉之邪侵入人体引起的，如《素问·举痛论》说："寒气客于肠胃之间，急引而痛。"一般疼痛突然发作，怕冷，遇冷则疼痛加剧，腹泻或得温后缓解。

可是很多时候寒凉腹痛也是不可避免啊，就像感冒一样，稍有不慎就能加入它们的行列。所以大家关心最多的是一旦腹部受凉了该怎么办，除了热水袋还有没有其他办法来温暖它？

这种时候，最简单的办法就是点按合谷，足三里，另外经常摩肚腹，使腹部产生温热感，提升阳气。

另外，有条件的朋友还可以让自己的家里人帮忙拔罐子，在背部涂适量的刮痧油或者红花油，选择大小适中的火罐，将罐吸拔于皮肤上，待罐子吸住后，沿脊柱两侧来回反复推拉火罐，至皮肤发红或出现红色瘀点。与胃、腹部正对的背部范围为走罐重点。在瘀点较多的部位进行拔罐，留罐约 10 分钟。

用艾灸的方法来温暖腹部也是很不错的选择：将艾条点燃后，熏灸神阙（肚脐）穴，距离要适当，以舒适无灼痛为度。不断旋转，使腹部产生温热感，直至疼痛消失。此法对寒邪入侵所致腹痛的治疗效果尤为显著。若平时易受凉、腹泻，或经常腹痛，痛时怕冷，则可时常艾灸神阙，每次 15~20 分钟。

还是要提醒大家：治病不如防病，日常生活中，应尽量避免寒凉环境或生冷饮食。晚上入睡前，应关好门窗，以免"虚邪贼风"入侵，睡眠过程中，不宜长时间吹风扇或空调。少吃生冷、寒凉的食物，如果平时腹部容易受寒，可多食用一些温性食物，如南瓜、刀豆、韭菜、荔枝、樱桃、石榴等。

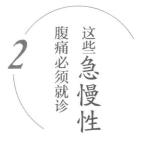

慢性腹痛，伴排便习惯和大便形状改变时；

突然出现的转移性右下腹疼痛；

中年妇女痛经持续加重时；

腹痛，伴腰背疼痛并向肛门放射，有排尿障碍时；

突发的腹痛，同时呕吐，不排便时。

朋友们都知道，许多疾病都可以引发腹痛，大多数的腹痛都可以用一些自我疗法简单治疗或者治愈，比如着凉了捂个暖水袋，吃坏肚子了吃点止痛药等，但是有些腹痛虽然感觉上和这些简单腹痛没什么区别，可却预示着一些比较严重的问题，现在我把这些介绍给大家，希望朋友们能应该提高警惕。

慢性腹痛，伴排便习惯和大便性状改变——这类腹痛的疼痛通常不够明显，但是患者却能感受到明显的排便习惯的改变和粪便性状的改变，比如腹泻，便中带黏液和脓血，轻微的腹胀，有时便秘等，这样的患者必须要尽早到医院就诊，以排除结肠癌的可能。

突然出现的转移性右下腹疼痛——突然出现的转移性右下腹疼痛，并伴有右下腹压痛、反跳痛、肌紧张（压痛、反跳痛的详述见胃痛篇），这种情况可能许多人都碰到过，只是不知道如何描述，其实这是典型的急性阑尾炎的症状，如果发生了这种情况，一定要尽快到医院，及早治疗，才能防止更严重的并发症的出现。

腹痛，伴腰背疼痛并向肛门放射，有排尿障碍时——这往往是肿瘤的征象。前列腺肿瘤好发于 50 岁以上的老年人，它的早期症状并不明显，甚至大多数患者没有任何觉察，随着肿瘤组织的增大，患者可以有尿流变细、尿频、尿终末滴沥、夜尿增多甚至血尿等症状，要多加注意。

中年妇女痛经持续加重时——痛经并不罕见，这里所说的是妇女中年时期痛经仍然持续加重的症状，我接诊过不少女性患者，从年轻时就一直有痛经的毛病，有时甚至影响正常的工作和学习，但是疼痛都很固定，每次从来月经前大概一周开始，直到月经后才停止疼痛，对于这样的痛经，不能说是正常的，只能说问题不是很严重，在痛经的章节我们还会讲到。可是也有一些中年女性，一次比一次疼得厉害，这时候就要注意是不是发生了器官的实质性改变，如子宫内膜异位症，因此对待这种腹痛不能轻视，要及早到医院诊治。

突发的腹痛，同时呕吐，不排便时——考虑急性肠梗阻。引起急性肠梗阻的原因有很多，如蛔虫、异物、大块的胆石或干硬的粪块，这些东西堵塞肠腔的时候，都能引起急性肠梗阻，此外，也有可能是腹腔内的肿瘤、脓肿压迫，或者肠套叠、肠畸形等等使得肠道不通。大家一定要注意，一旦发生肠梗阻，如果不予及时处理，很容易危及生命，所以一旦出现这类腹痛症状，必须马上就诊。

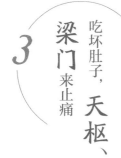

3 吃坏肚子，天枢、梁门来止痛

暴饮暴食后，一般腹部胀满感较强烈，应轻柔缓和地顺时针摩腹，促进胃肠运化功能，如果胀满感缓解，可点揉天枢、梁门 10 分钟。

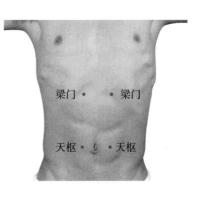

天枢：在腹部，横平脐中，前正中线旁开 2 寸。
梁门：在上腹部，脐中上 4 寸，前正中线旁开 2 寸。

天枢位于肚脐左右各2寸，距离肚脐约三指宽。"天"指上部；"枢"指枢纽。古时候根据肚脐来分上下腹部，脐上应地，脐下应天。此穴正当肚脐两旁，为胃肠气机之枢纽，因而腹胀、腹痛、腹泻的问题皆可解决。

梁门在天枢穴直上4寸，距离天枢穴约一手掌宽。梁，为屋顶之横木也。门，为出入之通道也。点揉此穴有破横亘之梁，而开通敞之门的含义。

"哎哟，肚子好痛呀"，刚踏进宿舍的小郭这声吆喝，把舍友吓了一大跳。这是怎么回事啊？不是去参加学校老乡会了吗，走的时候还活蹦乱跳的……小郭忍着疼痛，挤出一句："是吃饱了撑的。"大家先是一愣，马上便又恍然大悟，肯定是老乡聚会吃自助，一不小心又吃多了。小郭的这种饮食习惯舍友们早已了如指掌，吃自助的时候属于典型的"扶墙进去，扶墙出来"一族，毫无节制，每次都撑得肚子圆鼓鼓的，才肯罢休，这样子暴饮暴食，肚子不疼才怪呢！

像小郭这种由于饮食不节所引起的腹痛平日生活中再常见不过了，主要表现为胃腹部胀满疼痛，不能按压，嗳腐吞酸（打饱嗝、反酸），有的人腹泻后疼痛减轻，有的则便秘。

这种情况恐怕人人都会诊治，"不就是吃多了吗，好办，来点助消化的药，保准没问题"。就连电视广告上也是天天在宣传，五花八门的药品，对大家来说早已屡见不鲜。

然而就连这种小小问题也要依赖药物？实在是太麻烦了。有多少人吃大餐前还会随身带上消化药，如果身边没有备用药，难道我们就只能眼睁睁地看着自己的胃肠受尽折磨？答案当然是no，我们伟大的双手除了能创造财富，也能创造健康。

饮食要有节制，以7~8分饱为宜，不可贪多，少吃不易消化的食物，以免给脾胃带来过重的负担。否则，长此以往，会使脾胃功能受损，引起更严重的后果。

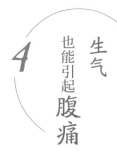

4 生气也能引起腹痛

点按合谷、太冲穴，疼痛缓解后，按揉期门穴，10~15分钟。然后从腋窝附近向下摩擦两胁，使两胁有放松舒适的感觉。

张女士最近发现了一个规律，只要情绪不好或生气，就容易腹痛、腹胀。疼痛位置也不固定，一会儿窜到这边，一会儿又跑到别处去了。经常还伴有腹泻，泻完疼痛立刻减轻很多。"真是太奇怪了"，这个现象让张女士百思不得其解，"难道情绪还会影响胃肠消化系统？不会是得了什么怪病吧？"

张女士这种问题并不奇怪。在中医来讲，是气滞引起的，除了腹部胀痛、腹泻、疼痛位置不定，还会有胸闷，胸胁两侧发胀，喜欢叹气的表现。中医认为，"思虑伤脾"，"恼怒伤肝"。终日忧心忡忡，会损伤脾胃而影响运化功能；肝脏"喜条达，恶抑郁"，抑郁、愤怒易致肝失调达，气机不畅，进一步加重脾胃的损伤。

其实我们平时最常见的腹痛，一般都是前面所说的功能性腹痛，并没有器质性的改变。因此张女士对自己的身体不必过分担忧，如果平时能调整心态，保持心情愉悦，就利于气血通畅，这样由情绪紧张、压抑引发或加剧腹痛就会逐渐缓解，不再发作。因此平时应注意调节情志，避免恼怒、抑郁等不良情绪和过于剧烈的情绪波动。

此外，对付这类腹痛，学会一些小招数，便能帮助我们摆脱这些痛苦。

首先还是要推荐自我按摩的方法：点按合谷、太冲穴，疼痛缓解后，按揉期门穴，10~15分钟。若是平时情绪易激动、恼怒，可经常从腋窝附近向下摩擦两胁，使两胁有放松舒适的感觉，然后由上至下推膻中穴，可起到宽胸理气，调节情绪的作用。

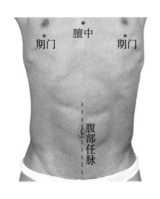

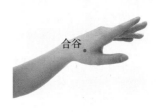

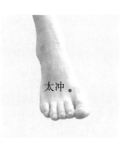

期门：在胸部，当乳头直下，第6
肋间隙，前正中线旁开4寸。
膻中：在胸部，横平第4肋间隙，
前正中线上。
腹部任脉

合谷：在手背，第1、
2掌骨间，当第2掌
骨桡侧的中点处。

太冲：在足背侧，
当第1跖骨间隙的
后方凹陷处。

tips 腹痛可以刮痧？

的确如此，由生气引发的
腹痛时，可以选择这个方法：
即刮背部脊柱两侧膀胱经、腹
部任脉循行部位（腹正中线）、
两乳正中膻中穴上下（前胸
中线），以及肝经双侧太冲
穴。刮拭部位发红或轻微出痧
即可。

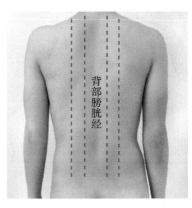

背部膀胱经

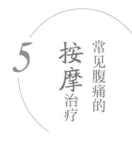

5 常见腹痛的按摩治疗

有些朋友的"腹痛"已经经过医院的诊断，确诊了病名，对于这类读者，我推荐大家日常采用下面的按摩方法来保健。

◆ 前列腺炎：仰卧位，双腿稍弯曲，以肚脐为中心，用右手四指按顺时针方向，向四周按揉，并逐渐向外扩大至全腹，再逐渐缩小到肚脐，要求手法轻柔，每日可多次按摩，每次连续按摩3分钟。

◆ 盆腔炎：盆腔炎的按摩，最好由家人与患者共同完成。

患者仰卧，按摩着用食指、中指按揉曲骨穴及小腹部痛点（阿是穴），然后用掌指提拿气海、关元、中极穴10次，捏拿两侧腰部肌肉10次，然后采取俯卧位，稍用力点按长强穴2分钟，使之有热胀感，再按揉八髎穴每个1分钟，然后横向摩擦腰骶部，以局部感觉温热为佳。

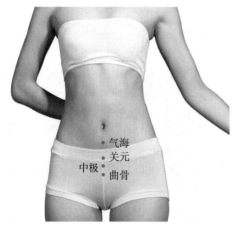

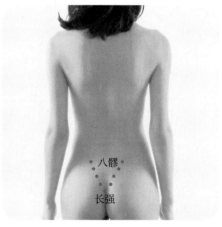

曲骨：在下腹部，耻骨联合上缘，前正中线上。
气海：在下腹部，前正中线上，当脐中下1.5寸。
关元：在下腹部，前正中线上，当脐中下3寸。
中极：在下腹部，前正中线上，当脐中下4寸。

八髎：指上髎、次髎、中髎、下髎，左右各一，共8个穴位。在骶区，分别对应第1、2、3、4骶后孔处
长强：在会阴区，尾骨下方，尾骨端与肛门连线的中点处。

◆ **溃疡性结肠炎**：患者可以选择坐位或者仰卧位，用手掌围绕肚脐做顺时针方向摩腹 30~50 次，以腹内发热为宜，然后再依次点揉中脘、天枢、气海、关元各 1 分钟，以穴位处酸、热、涨为宜；左右摩擦腰骶部，从肾俞到小肠俞摩擦 40 次左右，并点按大肠俞、关元俞、小肠俞、足三里、阴陵泉、三阴交穴各 1 分钟，每天至少 1 次。

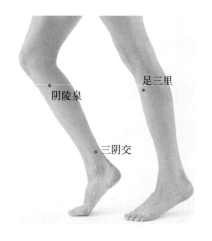

足三里：在小腿前外侧，当犊鼻下 3 寸，距胫骨前缘 1 横指（中指）。
阴陵泉：在小腿内侧，当胫骨内侧髁后下方凹陷处。
三阴交：在小腿内侧，当足内踝尖上 3 寸，胫骨内侧缘后方。

中脘：在上腹部，前正中线上，当脐中上 4 寸。
天枢：在腹部，横平脐中，前正中线旁开 2 寸。
气海：在下腹部，前正中线上，当脐中下 1.5 寸。
关元：在下腹部，前正中线上，当脐中下 3 寸。

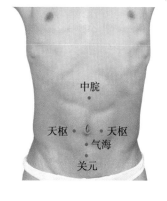

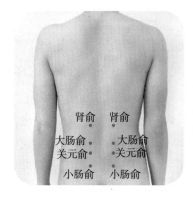

肾俞：在腰部，当第 2 腰椎棘突下，旁开 1.5 寸。
大肠俞：在腰部，当第 4 腰椎棘突下，旁开 1.5 寸。
小肠俞：在骶部，当骶正中嵴旁 1.5 寸，平第 1 骶后孔。
关元俞：在脊柱区，第 5 腰椎棘突下，后正中线旁开 1.5 寸。

6 腹痛，必须"未病先防"

中医强调"未病先防"，也就是说。最好在疾病未发生，或者刚刚有患病征兆的时候提前预防。能引发腹痛的疾病，虽然大多是常见病、多发病，但也不代表不可预防。

首先，大家都知道腹内大多都是人体的消化器官，所以为了预防腹痛，我们必须要从饮食做起。进食一定要讲究科学性，这在我的另一本书中已经讲述很多了，这里不再细提，只说一些可能引发腹痛的错误的进食方法。

不吃早餐

"早餐饱，中餐好，晚餐少"这句话许多人都知道，但是能明白其中含义，贯彻执行的朋友则少得可怜。早餐往往由于起床不久，食欲差，很多人就马马虎虎随便对付了事，甚至不吃早餐。殊不知上午的工作量很大，能量消耗多，如果不及时补充能量，会造成注意力不集中，学习和工作效率自然低。

眼大肚子小

进餐时，一定要有节制，要适量，切忌暴饮暴食，过量进食容易发生严重的消化不良、腹痛、腹泻；而且尤其要注意动物性的食物，鸡鸭鱼肉类的食物常可以促进胰液和胆汁的分泌，短时间内大量进食这类食物会造成胰腺和胆道疾病，不仅影响健康，甚至危及生命。

吃饭"风卷残云"

"风卷残云"听起来很有气魄的一个词，可是要是用在进餐上，可就大大对健康不利了。吃饭过快会导致食物不能经过充分咀嚼，这样会加重胃肠道的负担。

其次，在保证了进餐科学性的同时，大家还要保持心情的愉悦。经常有朋友会说自己得了"胃神经官能症"等看似很奇怪的疾病，这些都与精神因素有很大的关系，一个爽朗、活泼、健谈的人和一个自闭、内向、沉默寡言的人相比更容易保持健康，而后者如果长期抑郁，则容易引起各种"心身疾病"。

最后，生命在于运动。年轻人选择运动量较大、多种多样的体育活动来增强体质；中老年人可以散步，打太极拳、太极剑，做养生操等，要选择适合自己的锻炼，让疾病远离你。

7 程氏针灸 之梅花针缓解腹痛

腹痛往往来势比较凶猛，患者疼痛的反映比较剧烈，并不适合"硬碰硬"的疗法，此时，采用梅花针来"以柔克刚"疗效明显。父亲曾经治疗过一例腹痛的患者，针刺止痛的穴位后患者仍疼痛感强烈，满床打滚，无法留针，所以他改用梅花针叩刺阿是穴，十几分钟后患者腹痛略有减轻，父亲又增加了叩刺范围：天枢、大横以及背部肝俞、脾俞、肾俞，又过了15分钟，患者腹痛缓解，就可以进行其余的实验室检查，明确诊断了。

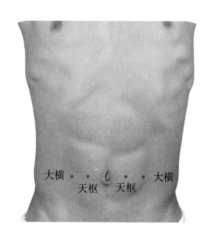

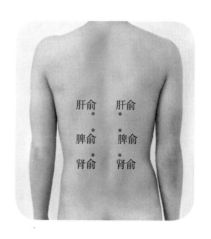

天枢：在腹部，横平脐中，前正中线旁开2寸。
大横：在腹部，脐中旁开4寸。

肝俞：在背部，当第9胸椎棘突下，旁开1.5寸。
脾俞：在背部，当第11胸椎棘突下，旁开1.5寸。
肾俞：在腰部，当第2腰椎棘突下，旁开1.5寸。

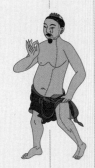

第十章

别和"痛经"做朋友

月经可谓是女性的"老朋友"了，一个女性的一生平均会有 400 次月经，如果以每次经期持续五天来估算，则将有六七十个月（也就是有大概五年半的时间）是处在生理期间了。然而伴随生理期而来的经痛，却也是困扰女性最多的"副"作用，痛经虽不能致命，可给它所带来的痛苦，女性却是深有体会的。

但有不少女性错误地认为，月经痛苦是月经周期的自然部分，所以一直默默忍受着，还有些少女不是没有病痛，只是不好意思将自己的青春秘密暴露在医护人员的面前而已。但是作为女性，自己必须了解、认识痛经，因为它与你们的身心健康、生活质量密切相关。

目前临床常将痛经分为原发性痛经和继发性痛经两种。原发性痛经是指伴随月经而来的周期性下腹部疼痛，生殖器官无明显病变，故又称功能性痛经，多见于青春期少女、未婚及已婚未育者；继发性痛经则是由于生殖器官病变所引起的痛经，如子宫内膜异位症、急慢性盆腔炎、肿瘤、子宫颈狭窄及阻塞等，多见于生育后及中年妇女。目前，全球患有痛经的女性中超过 50% 找不出原因，属原发性痛经。

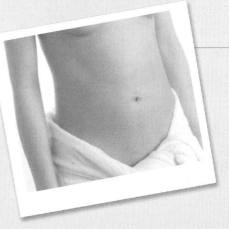

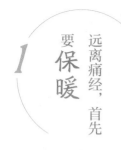

1 要保暖

远离痛经，首先

小悦 19 岁生日的前一天晚上 party 时，同学、好友们献上了她最喜欢的冰淇淋蛋糕作为生日礼物。见到美味，小悦开心得不得了，整个晚上吃得那可是酣畅淋漓，心满意足。可巧，第二天正赶上来月经，肚子又冷又痛，浑身直冒冷汗。父母一看，这个样子还怎么上学啊，只好向学校请了假。于是，被子、热水袋、红糖水、止痛片，一股脑儿全用上了，大半天折腾下来，总算是好了。然而，"痛定思痛"，一想起那冰淇淋蛋糕，小悦心里便后悔万分，要不是因为自己太贪嘴、毫无节制，哪会遭受这样的罪。

大家都知道，经期前后尽量避免寒凉，究竟是为什么呢？中医认为经期受寒饮冷、坐卧湿地、冒雨涉水，都会使寒湿邪气侵袭胞宫（子宫及盆腔），导致"寒凝血瘀"，气血运行不畅必然会发生疼痛。所以说冰淇淋是小悦这次痛苦经历的罪魁祸首。

那么除了受寒受凉，还有没有其他诱发因素呢？中医是怎样解释痛经的呢？

痛经在中医上又称为"月水来腹痛""经行腹痛""经痛"等。最早记载于医圣张仲景的《金匮要略》："带下，经水不利，少腹满痛……"由此可见，广大女性的痛经之苦就像一条历史悠久的河流，源远而流长。

总结前人的经验，一般认为痛经多由情志不调（恼怒、抑郁等）、经期受寒、湿热下注、气血虚弱、肝肾亏虚等原因引起。虽然我们可以尽量远离这些疼痛的导火线，但有时候确实也避之不及。一旦发生疼痛，除了依赖止痛药，我们能否做些什么来帮助自己渡过难关呢？

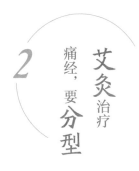

2 痛经，要 **艾灸** 治疗 **分型**

中医将痛经辨证分为五种证型：气滞血瘀、寒湿凝滞、湿热下注、气血虚弱、肝肾亏损型。治疗上，建议以艾灸配合推拿疗法为主。

首先我们先来判断一下自己的疼痛属于哪种类型，然后再看看如何对证治疗。

需要注意的一个共同点是：一般在月经前5天至一周左右，开始施灸，每次可选用3~4个穴位，每穴灸15~20分钟，每天1次，直至月经来潮则停止。气血虚弱型可在月经结束后继续施灸4天。湿热下注型一般不灸。

不良情绪会导致气滞血瘀型痛经

这类痛经一般是由于不良情绪引起的。比如经常生气，恼怒，遇事爱钻牛角，想不开，动不动就郁闷，这种类型的人平时经气就有失通畅或经期情绪波动较大，暂时影响了经气，经气不通则血液运行受阻而瘀滞。常表现为小腹胀痛或刺痛，按揉腹部疼痛反而加重，有时伴有胸胁乳房胀痛，烦躁易怒，经行不畅、量少，经色紫黯，血块较多，血块排出后疼痛减。

艾灸：取三阴交、中极、血海、太冲、次髎穴。若有胸胁胀痛，加阳陵泉、光明，若腹胀明显，加天枢。一般在月经前5天左右，开始施灸，每次可选用3~4个穴位，每穴灸15~20分钟，每天1次，直至月经来潮则停止。

受寒引发寒湿凝滞型痛经

寒湿型痛经比较好分辨，患者会直接告诉大夫自己"受寒"了，所以明显的受寒史是辨别的重要依据之一。这类痛经常表现为小腹冷痛，热敷或饮热水后疼痛缓解。因此遇到寒湿型痛经，不少女性患者会选择自己弄个热水袋暖暖腹部，以减轻疼痛；此外，这类痛经经量比较少，颜色发黯发黑，有血块，患者脸色发青发白，怕冷，经常手脚冰凉，可能伴有腹泻。

艾灸：取三阴交、阴陵泉、地机、子宫、关元穴。每次选3穴。腰痛重者，加灸肾俞、次髎。在月经前5天左右，开始施灸，每穴灸15~20分钟，每天1次，至月经来潮则停止。

体虚女性，谨防气血虚弱型痛经

平时体质较虚，面色发白或发黄，缺少光泽，常有精神疲惫，肢体乏力感。常在经期中或结束后感觉小腹隐隐作痛，或小腹及阴部空坠，揉按之后有所缓解。有的伴有月经量少，颜色较淡。

艾灸：取足三里、三阴交、气海、脾俞、胃俞。从月经前5天开始施灸，每穴灸15~20分钟，每天1次，至月经来潮则停止。经净后，可继续施灸4天。

肝肾亏虚时，头晕耳鸣经后显

如果你平时常有腰膝酸软感，或头晕耳鸣，或潮热汗出，眼眶晦暗的症状，在经期过后，可能会更加明显，这正是肝肾亏虚的典型症状，需要多加注意。这种类型的痛经，特别是经期或经后小腹绵绵作痛，经血色泽偏淡，发黯，量较少。

艾灸：取三阴交、足三里、太溪、肝俞、肾俞或八髎穴。头晕耳鸣者，加灸悬钟穴。一般从月经前5天开始施灸，每穴灸15~20分钟，每天1次，至月经来潮则停止。

湿热下注型痛经

平时白带较多，颜色黄稠，有臭气。经期小腹疼痛拒按，热敷也不会缓解，并且小腹有灼热感。这类痛经一般不采用艾灸的方法，这里只是提示一下它的基本表现，治疗上建议采用后文中的点穴推拿方法。

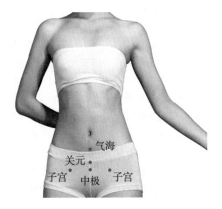

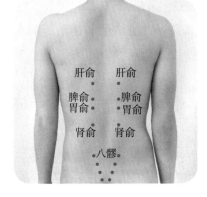

气海：在下腹部，前正中线上，当脐中下 1.5 寸。

关元：在下腹部，前正中线上，当脐中下 3 寸。

中极：在下腹部，前正中线上，当脐中下 4 寸。

子宫：在下腹部，脐中下 4 寸，前正中线旁开 3 寸。

肝俞：在背部，当第 9 胸椎棘突下，旁开 1.5 寸。

脾俞：在背部，当第 11 胸椎棘突下，旁开 1.5 寸。

胃俞：在背部，当第 12 胸椎棘突下，旁开 1.5 寸。

肾俞：在腰部，当第 2 腰椎棘突下，旁开 1.5 寸。

八髎：指上髎、次髎、中髎、下髎，左右各一，共 8 个穴位。在骶区，分别对应第 1、2、3、4 骶后孔处。

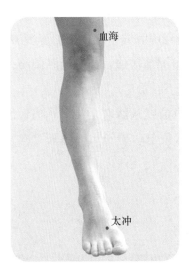

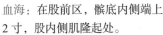

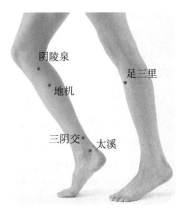

足三里：在小腿前外侧，当犊鼻下 3 寸，距胫骨前缘 1 横指（中指）。

三阴交：在小腿内侧，当足内踝尖上 3 寸，胫骨内侧缘后方。

地机：在小腿内侧，当内踝尖与阴陵泉的连线上，阴陵泉下 3 寸。

阴陵泉：在小腿内侧，当胫骨内侧髁后下方凹陷处。

太溪：在足内侧，内踝后方，当内踝尖与跟腱之间的凹陷处。

血海：在股前区，髌底内侧端上 2 寸，股内侧肌隆起处。

太冲：在足背侧，当第 1 跖骨间隙的后方凹陷处。

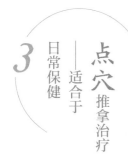

3 点穴
日常保健 —— 适合于
推拿治疗

平躺，先用拇指点按神阙（肚脐）、气海、关元、中极、三阴交，每穴半分钟。然后用右手掌按揉下腹部（脐以下）约 3 分钟，再由脐部向耻骨联合（阴部前方高骨）推摩 30 分钟。

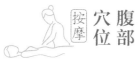

按摩 腹部
穴位

在月经前 3~7 天，每夜睡前仰卧，用双手掌根自脐部往下部由轻而重，下推 100 下，约 5 分钟，然后用右手中指由轻而重点气海穴 2 分钟，用双手中指由轻而重点子宫穴 2 分钟，再用右手中指由轻至重按揉关元穴 2 分钟。然后坐起，双手拇指由轻至重点按三阴交穴 2 分钟，点完后再用双掌根下推 100 下，这样共需 16 分钟左右即可结束。如此每日睡前 1 次，直到行经不痛为止。

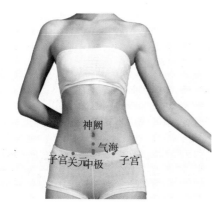

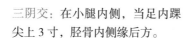

神阙：在腹中部，脐中央。

气海：在下腹部，前正中线上，当脐中下 1.5 寸。

关元：在下腹部，前正中线上，当脐中下 3 寸。

中极：在下腹部，前正中线上，当脐中下 4 寸。

子宫：在下腹部，脐中下 4 寸，前正中线旁开 3 寸。

三阴交：在小腿内侧，当足内踝尖上 3 寸，胫骨内侧缘后方。

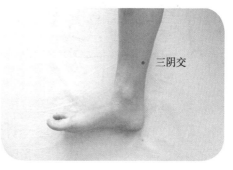

腹部按摩　舒适地平躺在床上，两腿弯曲，从上腹部向下推，反复 5~10 次。然后用掌根在腹部顺时针地环摩腹部 5~10 次。用食指、中指、无名指的指肚在脐周反复旋转按摩 3~5 分钟，最好产生温热感。从大腿内侧，脚踝骨内侧到脚骨的沿线，用手的根部及手指的指腹按摩，能消除下腹部的紧张。用拇指按压在尾骶骨上方，找出感觉舒服的地方，重点性地按揉该处 3~5 分钟。

背后按摩　背后按摩自己不方便操作，可以找家人帮助。俯卧位趴在床上，体位要舒适自然。按摩者用手掌或掌根从上而下，从颈根部位推至臀部，反复进行多次。然后用手掌或掌根揉摩腰骶部 3~5 分钟。用按压法在八髎（可用拇指在骶骨部位按压，找出最舒适点）、肾俞、命门、脾俞、肝俞、腰眼等穴位处进行揉按，每穴 1 分钟左右，以局部出现酸胀，或有向下反射感为好。用整个手掌紧贴腰骶部，以指尖垂直于脊柱的方向来回快速摩擦 2~3 分钟，使局部出现灼热感。最后再用自上而下的推法操作几次结束。

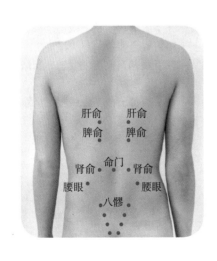

肝俞：在背部，当第 9 胸椎棘突下，旁开 1.5 寸。

脾俞：在背部，当第 11 胸椎棘突下，旁开 1.5 寸。

肾俞：在腰部，当第 2 腰椎棘突下，旁开 1.5 寸。

八髎：指上髎、次髎、中髎、下髎，左右各一，共 8 个穴位。在骶区，分别对应第 1、2、3、4 骶后孔处。

腰眼：在腰区，横平第 4 腰椎棘突下，后正中线旁开约 3.5 寸凹陷中。

命门：在脊柱区，第 2 腰椎脊突下凹陷中，后正中线上。

　　以上方法要求经前 1 周开始自我按摩，每日 1 次，月经干净 3 天后结束。或者平日有空闲时间便可以进行，并不一定要每种方法都做到，最关键的是要持之以恒，要有信心，以认真负责的态度对待自己的健康。

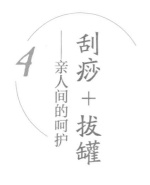

刮痧＋拔罐
——亲人间的呵护

背部涂抹适量红花油或刮痧油，用刮痧板在整个背部（包括膀胱经和督脉）进行刮拭，重点为大椎、肩井、肝俞、脾俞、胃俞、肾俞。

配合刮关元至中极（小腹正中线）、地机至三阴交（小腿内侧）。

气滞血瘀可加刮腿部肝经、太冲穴，寒湿凝滞可加阴陵泉，湿热下注加阳陵泉，气血亏虚主要刮脾俞、胃俞，加刮腿外侧胃经部位，肝肾亏虚重点刮肝俞、肾俞，可加太溪。

刮至皮肤出现红点或潮红即可。注意要在月经前 4~5 天开始，每日或隔日 1 次，直至月经来潮则停止。

刮痧后配合拔罐可以增强效果。取肾俞、骶椎两侧（腰骶部）以及出痧较多部位，选用大小适当的罐吸附于所选部位上，每次留罐 10~15 分钟。

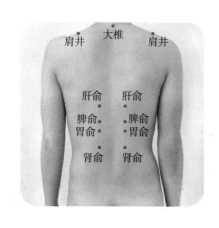

大椎：在后正中线上，第 7 颈椎棘突下凹陷中。

肩井：在肩上，前直乳中，当大椎与肩峰端连线的中点上。

肝俞：在背部，当第 9 胸椎棘突下，旁开 1.5 寸。

脾俞：在背部，当第 11 胸椎棘突下，旁开 1.5 寸。

胃俞：在背部，当第 12 胸椎棘突下，旁开 1.5 寸。

肾俞：在腰部，当第 2 腰椎棘突下，旁开 1.5 寸。

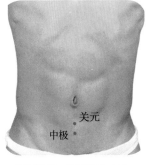

关元：在下腹部，前正中线上，当脐中下 3 寸。

中极：在下腹部，前正中线上，当脐中下 4 寸。

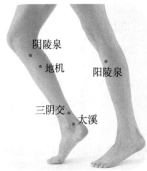

地机：在小腿内侧，当内踝尖与阴陵泉的连线上，阴陵泉下 3 寸。

三阴交：在小腿内侧，当足内踝尖上 3 寸，胫骨内侧缘后方。

阴陵泉：在小腿内侧，当胫骨内侧髁后下方凹陷处。

阳陵泉：在小腿外侧，当腓骨头前下方凹陷处。

太溪：在足内侧，内踝后方，当内踝尖与跟腱之间的凹陷处。

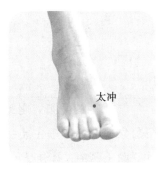

太冲：在足背侧，当第 1 跖骨间隙的后方凹陷处。

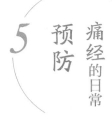

5 预防 痛经的日常

❶ 积极进行妇科病的诊治，及早发现和排除各种器质性病变。

❷ 前述治疗方法贵在坚持，持之以恒，才能真正起到防病、保健、治病的作用。

❸ 注意并讲究经期卫生。月经垫宜用质地柔软、吸水性能好的消毒棉垫，应以勤换为原则。经期必须保持外阴清洁，洗澡只能淋浴不可盆浴，以防脏水进入阴道。

❹ 注意饮食均衡。痛经患者在月经来潮前 3~5 天内饮食宜以清淡易消化为主，不宜吃得过饱，尤其应避免进食生冷食品，以免诱发或加重痛。月经已来潮，则更应避免一切生冷及不易消化和刺激性食物，如

辣椒、生葱、生蒜、胡椒、烈性酒等。痛经患者平时饮食应多样化，不可偏食，应经常食用些具有理气活血作用的蔬菜水果，如荠菜、香菜、胡萝卜、橘子、佛手、生姜等。身体虚弱、气血不足者，宜常吃补气、补血、补肝肾的食物，如鸡、鸭、鱼、鸡蛋、牛奶、动物肝肾、豆类等。

❺ 补充矿物质。钙、钾及镁矿物质，也能帮助缓解经痛。专家发现，服用钙质的女性，较未服用者不易发生经痛。镁也很重要，因为它帮助身体有效率地吸收钙。不妨在月经前夕及期间，增加钙及镁的摄取量。

❻ 注意保暖，避免受凉。突然或过强的冷刺激有可能使子宫及盆腔内血管挛缩而引起痛经或月经骤停，此外，经期身体抵抗力降低，受凉后更易感染疾病。因此，经期必须注意保暖，尤其是下半身的保暖更为重要。应避免用冷水洗头、洗澡、洗脚或淋雨、涉水，也不可坐泥地、砖地或水泥地。

❼ 保持心情舒畅。精神紧张或情绪波动都能影响中枢神经系统的调节功能，从而引起月经失常或加重经期反应。脾气急躁者，更需注意克制，否则过于激动，很有可能使月经减少或突然停止。

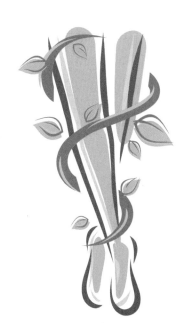

❽ 生活作息要规律。注意劳逸结合，保证充足的睡眠。平时要加强体育锻炼，提高身体素质。

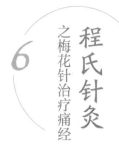

程氏针灸
之梅花针治疗痛经

治疗痛经时，以中脘、期门、带脉区、关元、三阴交、足三里为治疗痛经主要部位。关元和下腹部有补益下焦、调理任冲的作用，三阴交能补益肝肾，健脾化湿，中脘、足三里能健脾行胃气，疏理中焦，期门能平肝解郁。体虚的患者开始多采用较轻刺激，然后改为中等刺激或重刺激，一般以中等刺激较为适宜，要求用腕力弹刺。隔日治疗一次，4 次为一个疗程，休息半个月，随后根据病情继续治疗。治疗时间上，一般是在月经周期前一周开始直到月经来潮为止。坚持每月连续治疗，会收到比较好的疗效。

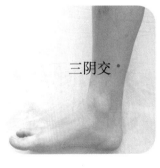

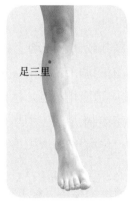

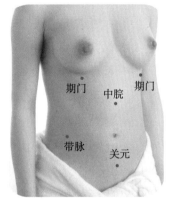

三阴交：在小腿内侧，当足内踝尖上 3 寸，胫骨内侧缘后方。

足三里：在小腿前外侧，当犊鼻下 3 寸，距胫骨前缘 1 横指（中指）。

中脘：在上腹部，前正中线上，当脐中上 4 寸。

关元：在下腹部，前正中线上，当脐中下 3 寸。

期门：在胸部，当乳头直下，第 6 肋间隙，前正中线旁开 4 寸。

带脉：在侧腹部，第 11 肋骨游离端垂线与脐水平线的交点上。

近年来腰痛病人越来越多，根据流行病学的调查，80% 以上的人在其一生中曾患过腰痛，发病率在慢性病中仅次于呼吸系统疾病和冠心病，位居第三，在全国各大医院的就诊人群中，腰痛患者的就诊数量仅次于感冒，排在第二位。

据统计，在骨科门诊中约有 1/5 的患者因腰痛而前去就诊，而在脊柱门诊中，这个比例高达 60% 以上。腰痛患者中，办公室一族是就诊的最大人群，随着办公设备的一代一代革新，这些脑力劳动者只要拎起电话，就可以下达指令，洽谈生意；按一下键盘或鼠标，就能在电脑显示屏上捕捉信息，做出分析与决策，他们再也不用像以前那样东奔西走传达指示或者查阅资料，但是，这样的轻松自在，其实无形中给他们的腰带来了相当大的压力：由于长期坐姿工作，导致腰部长期负重，腰肌劳损，腰椎间盘突出，其腰痛的症状甚至比体力劳动者还要严重。

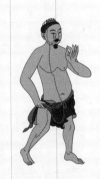

1 急性腰扭伤的快速缓解办法

我给大家讲一个有趣的病例。

有一天，一个腰部扭伤的患者，腰疼难忍，由他人抬着就来找我了。他呢，在一个工地打工，工资也不高，所以就问我什么方法最便宜，还能有效，就让我给他用那个方法治疗。于是，我就给他选择了用埋针的方法来治疗。

经过我治疗后，他说效果很好，10分钟不到，就觉得腰不怎么疼了。具体怎么治的呢，就是用一根1.5寸（4cm）长的针，一只手捏起他两眉之间印堂穴的皮肤，另一手将针从上往下平着从捏起来的皮肉中刺入，行针得气后，用一块透明的医用胶带把针柄固定在其额头上，以加强治疗效果。

针刺印堂的疼痛感很轻，完全可以自我对着镜子操作，因此我把这个方法教给了很多病人，晚上临睡前扎针，用胶带固定好，睡醒后再起针拔下，安全而有效。

常言说："病人腰痛，医生头痛。"从严格意义上讲，腰痛只是一种症状，可见于多种急、慢性疾病。

有的疾病非常严重，如腰椎化脓性脊柱炎、腰椎结核、肾结石、肾脏肿瘤、腰椎骨折等都以腰痛为主要症状。有的病情较轻，甚至谈不上是什么病，如慢性腰肌劳损、妇女经期等都可以引起腰痛。除了腰部组织器官的结构破坏或腹腔、盆腔脏器器质性病变引起的腰痛外，一般由于受凉、扭伤、劳损引起的腰痛，患者通过一些简单易行的家庭自我治疗，就可以获得满意的效果。

针刺印堂

用一只手捏起两眉之间印堂穴的皮肤，另一手将针从上往下平着从捏起来的皮肉中刺入，行针得气后，用一块透明的医用胶带把针柄固定在额头上即可。

针刺后溪

如果觉得光针刺印堂穴不保险，也可以配合点揉后溪、攒竹、手三里 3 个穴位，一起进行治疗。

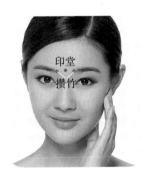

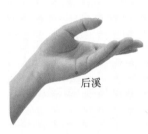

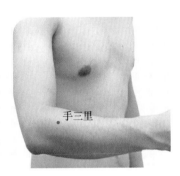

印堂：在头部，两眉毛内侧端中间的凹陷中。

攒竹：在面部，眉毛内侧边缘凹陷处。取穴时采用正坐或仰卧的姿势。

后溪：微握拳，第 5 掌骨小头后方关节后尺侧（也可以说是外侧）的远侧掌横纹头赤白肉际处。

手三里：在前臂背面桡侧，当阳溪与曲池连线上，肘横纹下 2 寸。

长期在电脑前工作或学习的朋友，每过一小时把双手后溪穴放在桌沿上来回滚动三到五分钟，可以缓解调节长期伏案以及电脑对人体带来的不良影响。

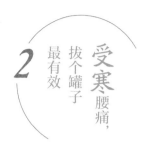

2 受寒腰痛，拔个罐子最有效

在腰部痛点处刮痧、拔罐或自我按揉。
灸命门、搓大椎。

俗话说："刮痧加拔罐，是病好一半。"

对于受寒引起的疾病（不仅仅是腰痛）而言，刮痧和拔罐是非常好的家庭治疗方法，如果能在医生的指导下结合使用，效果会非常明显。

在腰背部肌肉丰厚的部位，涂少许刮痧油或者红花油，然后用刮痧板反复刮 10~15 分钟，注意如果腰疼得很厉害则患处不要太用力，以出痧为可。然后用火罐在出痧多、颜色较重的地方拔罐，留罐 5~10 分钟即可。

腰痛治疗时除了在腰部痛点处进行缓慢轻柔的自我按揉外（注意一定要慢、轻，但是按揉时间要长，直到患处发红发热为止），还可以选用灸命门、搓大椎的方法来处理。

命门属督脉。取穴时一般要采用俯卧的姿势，指压时，有强烈的压痛感。对这个穴位我们不采用点按的方法，而是选用艾灸法，灸 5~15 分钟，局部红热即可。

低头时，摸到颈后最突起的高骨，在这块高骨的下方就是大椎穴，这里是人体所有阳经汇聚之处，阳气聚集。推荐用手掌搓热颈后的大椎穴，或者进行艾灸，以皮肤发热发红为度，帮助振奋阳气，抗御外邪。洗热水澡时，用热水多冲冲这个部位，也会达到一定的效果。

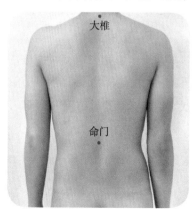

大椎：在后正中线上，第 7 颈椎棘突下凹陷中。
命门：在腰部，当后正线上，第 2 腰椎棘突下凹陷中。

　　35 岁的张太太近来"很受伤"，邻居们见到她几乎异口同声"张太，你可又胖啦！"看着原本苗条的身体变得臃肿不堪，自己每天都要忍受着行动不便的折磨，难道真的是冬季进补补大了？其实全是腰疼惹的祸。

　　天气一凉，张太太腰疼的毛病就犯了，从秋天转入寒冬，围着的护腰越来越厚，恨不能围个暖水袋在身上，可是还是觉得腰部又冷又疼，本来腰疼的就不敢转身，这么厚的护腰，更是让她行动不便，走到哪里就像个孕妇一样，弯腰这个动作更是万万不能做，稍微活动大一点，腰部就像针扎一样疼。在家卧床休息吧？不但不会缓解反而更加严重，几年来，她几乎成了家里的晴雨表，不用看天气预报，问问她腰难受不难受就知道什么时候阴天什么时候下雨了。

　　张太太这类腰痛，中医里的称法叫"寒湿凝聚"，表现为腰部冷痛难受、转侧不利，遇阴雨天气疼痛加剧，卧床休息也不缓解，如果家里有老人，一般会建议你去"拔火罐"，虽然不一定能有大的缓解，但是拔罐的地方颜色会变成明显紫红色，也就是一般说的"寒气重"。这类腰痛没有明显的年龄界限，各个年龄段的患者都可能发生，女性多见，且多见于关节风湿痛、强直性脊柱炎、慢性劳损等。

　　我们经常说"治未病"，其实就是建议大家在日常生活中多下功夫，像有寒湿腰痛经历的患者，建议在天气暖和时也不要忘记采用按摩方法改善腰部的"抵抗力"，不要贪凉，夏天也不要穿过于单薄的衣物，要时刻护着点腰，天气转凉的时候，更要及时注意腰部的保暖，提前预防，以免每年反复犯病，使疾病更加严重。

　　此外，犯病的时候，可以将热水袋长时间围在后腰上（现在许多地方都有那种用电加热的保温形式的热水袋，不会有漏水的危险，且保温时间又长，非常方便），可以准备 2 个，交替使用，尽量做到白天晚上都围着，这样症状缓解就会快得多。

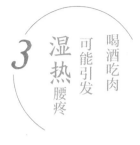

3 湿热腰疼 可能引发 喝酒吃肉

按揉胆经穴位阳陵泉和胃经穴位丰隆，去除体内湿热。

委中穴刺血拔罐。提起委中穴，很多人都知道一句话，叫"腰背委中求"，大致的意思是腰背部的问题都找委中穴就对了，因为膀胱经脉贯穿人体背腰部的两条循行线，在膝关节背侧的腘窝里又交汇成一支，而腘窝的中点就是委中穴了。用三棱针在委中穴附近寻找明显的浅表静脉，消毒后点刺出血，再拔罐以增加出血量，泄热通经，效果立竿见影。但如果你掌握不好刺血方法，可以用梅花针在委中穴局部重手法叩刺一会儿，待局部渗血再拔罐，效果也差不多了。

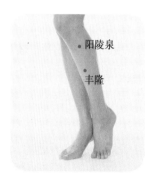

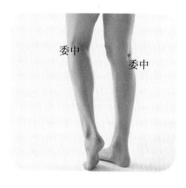

委中：在膝后区，腘横纹中点。

阳陵泉：在小腿外侧，当腓骨头前下方凹陷处。
丰隆：在小腿前外侧，当外踝尖上8寸，条口外，距胫骨前缘2横指（中指）。

将近50岁的李先生是位经商高手。商场上将近10年的打拼，历经风风雨雨，如今已是事业有成，备受美慕的成功人士。可是这位叱咤风云的强者也有着不为人知的痛苦。

"程博士，您说我这腰，怎么这么不给劲儿呢？"趴在针灸床上，他一改平时的精明能干，痛苦不堪地问我。

"最近是不是又没管住嘴啊，酒肉吃多了吧？"我反问他。

"吃多……也没吃多少吧？反正就是应酬应酬，您说像我们这个行业的人，这都是不能避免的啊！"他显得非常无奈。

"人都说'酒肉穿肠过，佛祖心中留'，我看你这是'酒肉穿肠过，腰痛身上留啊！'"我开玩笑地说。

李先生的腰疼是从半年前夏秋之际开始的，当时他陪同家人来诊所治疗，猛然出现腰部疼痛难忍，当时经过医生紧急处理后有所好转，但后来竟然逐渐发展为慢性疼痛，一到热天或者雨天就加重，并且觉得腰部发热，虽然疼起来的时候活动一会儿能够稍微缓解，但也因此让他无法安心工作，事业也大受影响，真是苦不堪言。

这是典型的湿热型腰痛。这一类型的腰痛在湿热严重的地区或者气候条件下（如我国南方城市、夏季时）极易发作。正所谓"不通则痛"，中医认为，绝大多数痛证都是由"气血不通"所导致的，当湿热之气阻碍了人体的经络，就会产生疼痛。我常常说诊疗时要从每个病人自身的体质、身体健康状况、平时生活环境、工作环境等综合考虑，就是因为，同样的"不通"，却有百样的诱发原因，和寒冷一样，湿热阻塞也是一个因素。而腰部作为人体经络的集合之处，气血阻塞的情况会更加明显，其后果也更加严重。

那么湿热之邪从何而来呢？李先生作为一名商人，酒桌是他获取客户资源，进行信息交流的第一平台，应酬几乎是他每天的必修课。而请客吃饭难免要显得出手大方，因此酒桌上的食物以肉类居多，更有不少海鲜极品或者山珍野味，酒又能助湿化热，经过长期的日积月累，湿热之邪便在体内定居下来，阻遏经脉，从而引发腰痛。

明代医家秦景明这样描述："湿热腰痛之证，内热烦热，自汗口渴，二便赤涩，酸痛沉重。"描述的正是湿热型腰痛的典型症状：身体自觉发热，易疲倦，比较慵懒，容易心烦气躁，口干口渴，易出汗，特别是午后，每到夏季腰痛容易犯，遇热更加疼痛，冷敷则可些许缓解，小便偏黄，大便黏滞不爽，舌苔厚腻。由此，相信对大家来说分辨湿热腰疼和其他腰疼并不是难事了。

如果你发现自己的腰痛其实是湿热的原因，那么就必须要注意生活习惯了。这类型腰痛的发生与生活习惯有很大关系。

① 平时应注意起居环境的改善和饮食调理。

② 避免长期待在气候潮湿的地方或潮湿的居室，以防湿从外入。

③ 不宜暴饮暴食、酗酒，少吃肥腻、辛辣、煎炸、甜味食物，以保持良好的消化功能，避免水湿内停或化热。

④ 应注意多吃一些去热、降火、水分多的水果蔬菜，多喝白开水，但不要过食冷饮。

⑤ 平时也应注意情绪的调节，保持一颗平常心，切忌心烦气躁，乱发脾气，否则就会产生火热郁积在体内，与湿邪结合，阻塞经络，引发各种不适。

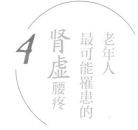

4 肾虚腰疼 老年人最可能罹患的

《景岳全书·腰痛》有云："腰痛者凡悠悠戚戚，屡发不已者，肾之虚也……"

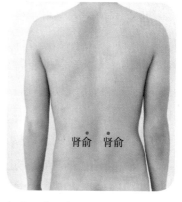

肾俞　肾俞

肾俞：在腰部，当第 2 腰椎棘突下，旁开 1.5 寸。

◎艾灸肾俞

使用艾条温灸肾俞穴 10~15 分钟，以穴区局部温暖红热为度，切避免烫伤皮肤。如果怕自己找不准位置，可将艾灸范围增大一点，基本上就能达到效果。本穴可以益肾助阳，强腰利水。

◎ 点按涌泉

《灵枢经·本输》:"肾出于涌泉,涌泉者,足心也"。

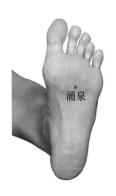

涌泉,在足底正中,俗称"脚心",卷足心时,足底会出现一个明显的人字形沟,涌泉就在人字沟的顶点,刺激这个穴位比较温和简单的方法是搓,每次5分钟左右,使按揉处有酸胀感为佳。

涌泉,顾名思义就是水如泉涌。水可以滋润万物,是生命活动不可缺少的重要物质,古人将此穴取名为"涌泉",即点明了这是人体重要的穴位之一,临床上证明,经常按摩此穴,可以使肾精充足,耳聪目明,促进发育,精力充沛,腰膝壮实不软,行走有力。并能治疗多种疾病,如昏厥、头痛、休克、中暑、偏瘫、耳鸣、肾炎、各类妇科病和生殖类病。

涌泉:在足底部,卷足时足前部凹陷处,约当足底2、3趾蹼缘与足跟连线的前1/3之一与后2/3的交点上。

◎ 按摩法

1. 双手在左右腰部作上下按揉,每次5~10分钟。
2. 双手半握拳,在腰部两侧凹陷处轻叩击,力量均匀,每次叩2分钟。
3. 两腿齐肩宽站立,两手背放背部沿腰两侧肌肉上下按摩100次,以腰部发热为止。
4. 双手叉在腰部,两腿分开与肩宽,腰部放松,呼吸均匀,做前后左右旋转摇动,开始旋转幅度宜小,逐渐加大,一般旋转80~100次。

提起姚大爷,邻居们都说他怎么看也不像是迈入古稀之年的老人。说起话来嗓门洪亮,底气十足,走路的时候身子笔直,脚下生风,成天乐呵呵的,比年轻人还有活力。可是最近有点奇怪,一向爱遛弯儿的姚大爷出门的次数明显减少,走路也不想以前那样雄赳赳、气昂昂的，还时不时就停下来捶捶腰背，做几次深呼吸，然后无奈地摇摇头。

这是子女不孝顺了？还是和老伴闹别扭了？爱管闲事的邻居们难免七嘴八舌的猜测一番，居委会主任找到姚大爷家，想了解了解是不是老人家碰到什么难事儿，结果没想到，姚大爷的难事儿和旁人都没关系，就是腰疼。

腰部又酸又痛，绵绵不止，稍微劳累就加重，按一按，揉一揉或者卧床休息一会儿就能减轻。膝关节也总觉得乏力，走一会儿路就累，爬楼梯的时候更是痛苦，以前轻轻松松毫不费力，现在就像跑马拉松，中间歇好几次，到家门口还累得气喘吁吁。姚大爷心里非常纳闷，自己身子骨一向硬朗，怎么突然就老成这样了，难道真的不服老不行？

姚大爷的腰痛确实是因为年老体衰所致，这类腰痛没有地区和气候之分，只与年龄有关，是中老年人的常见病。

随着岁月的流逝，人的身体在逐渐的衰老，而人的生长、发育包括衰老，中医认为都是肾精的作用，岁月会导致肾的精气由盈满到亏损。可能有些腰痛的朋友遇到过这样的事：腰痛去看骨科，结果化验检查结果并不是骨头出了问题，而是肾脏出了问题。中医认为"腰为肾之府"，从形态上来讲，存在于腰部的器官就是肾。因为肾脏不能滋养腰脊而发生的腰痛，这就是中医所说的肾虚腰痛，典型表现为腰部酸软疼痛，经过按揉、卧床休息后可以缓解，劳累后加重，同时患者多有面色苍白，喜暖怕冷，手足不温的表现。也就是上文中姚大爷的腰痛。

人体的衰老是正常的自然规律，不能违背，但是对于衰老带来的一些令人痛苦的副产物，我们并不是束手无策，像姚大爷这种问题就可以定期按摩、针灸、食疗、食补等几种简单易行的方法来解决，有句老话说：药补不如食补，食补不如神补。不要迷信各种保健品，在营养搭配、调节生活规律和体育锻炼上多下功夫，才是最健康的保健方式。饮食上注意营养均衡，避免辛辣生冷的食物，多吃芝麻、豇豆、牛骨髓、羊骨、猪肾、鲈鱼、桑葚、芡实、栗子、枸杞、扁豆、刀豆、黑豆、鸭肉、鹅肉、兔肉。另外，配合山药、鲤鱼、粳米、糯米、小米、大枣等补气食物也是很有必要的。平时还应注意不要过度劳累，避免熬夜。

肾虚有肾阳虚和肾阴虚之分。肾阳虚症状是腰痛而且发凉以及手脚冰凉、伴有尿频情况。肾阴虚则表现为腰酸腿软、口干、烦躁、手心发热以及爱出汗等症状。因此平时不宜滥服补肾药物或保健品，应在医生的指导下服用。

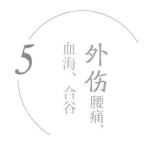

5 血海、合谷
外伤腰痛，

◎点按穴位

血海：在大腿内侧，当股四头肌内侧头的隆起处。取穴的时候需要屈膝，最好有人辅助取穴，辅助的人用左手掌心按于患者右膝髌骨的上缘，二至五指向上伸直，拇指约呈45°斜置，拇指尖处就是血海穴。

合谷：将手掌伸直，拇食指分开，在第2掌骨的中点边缘处取合谷穴。将另一手拇指立起，用指尖沿第二掌骨中点骨边用力按下，持续1分钟，此时会感觉到明显的酸胀或酸痛感，甚至会向手指或手腕部放散。如未止痛，放开手指10秒钟后再持续点按一分钟，如此反复，直至疼痛减轻。

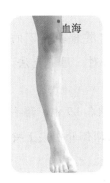

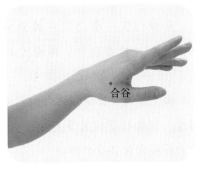

合谷：在手背，第1、2掌骨间，当第2掌骨桡侧的中点处。

血海：在股前区，髌底内侧端上2寸，股内侧肌隆起处。

前不久，我家来了个新邻居，小王。为了迎接搬家，他特意请了几天假，准备把新房子好好收拾一番。谁知还没开始正经干活呢，就一个不小心把腰给扭伤了，好在不是特别严重，休息了一天，又接着忙活。几天下来虽然累得腰酸背痛，但是看着干净整洁又漂亮的新房子心里还是美滋滋的。

然而过了一段时间，小王便开始郁闷起来。自从搬家把腰扭伤后，总觉得腰部不舒服，时不时就会出现针扎一样的疼痛，而且疼痛的位置固定不变，晚上比白天严重，害得他睡也睡不好，白天总是无精打采的。同事们都很纳闷，向来精力充沛的小王，搬了家之后怎么像变了个人似的。

小王这种情况属于中医讲的瘀血型腰痛。这种腰痛非常容易鉴别，与其他三种腰痛相比，它有明显的外伤史，一般都是扭伤、拉伤，甚至跌倒、受挤压后所形成的腰痛，痛的地方非常固定，好像针扎、锥子扎一样的点状的疼痛，影响肢体的活动，严重的患者可伴有血尿，白天症状不明显，到夜间就会加重。因此朋友们平时在做体力劳动或活动时应避免用力过猛，以免损伤腰部肌肉组织。注意腰部保暖，防止寒凉之邪侵入体内，阻滞经络。注意情绪调控，良好的情绪对于保持经络通畅至关重要。

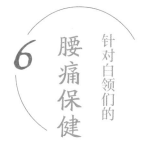

6 腰痛保健 针对白领们的

灸命门穴：命门穴在腰部第 2 腰椎棘突下的凹陷中，与前面脐中（神阙穴）相对。用艾灸法，灸 5~15 分钟，局部红热即可。

揉肾俞穴：肾俞穴在命门穴两侧各 1.5 寸。两手握拳，以食指掌指关节突起部放在两侧肾俞穴上按揉，或两手叉腰，以食指和中指按揉穴位 2~3 分钟。

按揉委中穴：《针灸大成》中说："腰背委中求。"每天按揉此穴，可舒筋活络、解痉止痛。

捶腰骶：两手握拳，有节奏地轻轻叩击腰部脊柱两侧到骶骨 2 分钟。

擦腰：两手搓热，以掌面紧贴腰部脊柱两旁，上下反复摩擦腰部两侧 2~3 分钟。

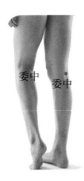

委中：在膝后区，腘横纹中点。

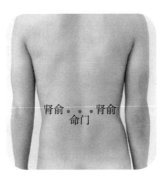

肾俞：在腰部，当第 2 腰椎棘突下，旁开 1.5 寸。

命门：在腰部，当后正线上，第 2 腰椎棘突下凹陷中。

小敏是一名普通的白领，经常在电脑前面一坐就是四五个小时。最近一段时间，她感觉腰部有僵硬板结的感觉，弯腰洗一会儿衣服，便直不起身来。后来去医院拍了片子，结果发现是腰椎间盘突出症。

其实像小敏这样"人未老腰先衰"的白领并不在少数。他们是"上下班路上坐车，上班时坐办公室，下班后久坐看电视、上网"的"三坐"人群的典型代表。而久坐会对腰部造成负担，因此白领们便不幸地成为腰痛病的高危人群。到底有没有什么妙招能够将腰痛拒之千里呢？"三坐"人群应该怎样进行腰部保养呢？

自我按摩方法：两手相互摩擦至手掌发热，两手叉腰，大拇指在前，四指在后按在两侧肾俞穴处，然后顺时针、逆时针方向旋转腰臀部各 20 次。

TIPS 生活小提示

（1）预防腰痛 ABC

A. 定期活动，积极锻炼腰背肌，减少腰椎的慢性损伤。适当腰背肌功能锻炼能改善肌肉血液循环，促进新陈代谢，增加肌肉的反应性和强度，松解软组织的粘连，纠正脊柱内失衡，提高腰椎的稳定性、灵活性和耐久性，起到良好的治疗与预防作用。

B. 注意腰部保暖，避免腰部受凉，不宜直吹电风扇或空调。

C. 多食两素。两素是指维生素和纤维素。牛奶，米糠、麸皮、胡萝卜等新鲜蔬菜和水果都能很好地补充这两素。研究发现，60~90岁的杂食人群中，常年素食的人只有18%的患有骨质疏松，其他有30%的人患有骨质松症，而骨质疏松是腰腿痛发病的病理基础。

D. 保持体重，避免过胖，注意坐姿。坐的时候在腰部放个靠垫是不错的选择。实验表明，身体后倾120°时，腰部所要承受的压力就会明显减小。

（2）"飞燕式"锻炼

趴在床上，腹部着力，双手双脚向后向上平举，上抬，以锻炼腰背。

◇注意：很多人平时喜欢锻炼腹肌，做仰卧起坐，这里必须要说明，有椎间盘突出趋向，或者已经患有椎间盘突出的病人并不适宜做仰卧起坐。

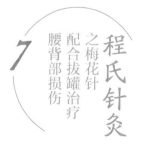

程氏针灸
之梅花针
配合拔罐治疗
腰背部损伤

7

腰部转侧困难，屈伸不利——中医诊断为痹证。传统医学认为，这是由于腰背部外感风寒湿之外邪，而致气血运行不畅，经脉受阻所致。以梅花针为主配合拔罐治疗，主要叩刺患处（阿是穴），并沿膀胱经走向从上至下进行叩击，叩击时可稍微加大力度，使患处少量渗血，然后在患处拔罐3~5分钟即可明显改善腰疼症状。对于慢性损伤的患者，每周治疗3~5次为1个疗程，持续1个月后腰背痛可明显减轻，预防复发。

你知道吗，为了满足人类直立行走的需要，膝关节承受了很大的"压力"，它既要牢固，又要灵活，在狭小的接触面积上支撑了整个身体的重量。据测试，人在平地行走时，膝关节承受的力是体重的4倍；上下楼梯时膝关节承受的力是体重的17倍。这么重的负荷，年轻的时候身体能够承受，但到了中老年，由于骨骼、肌肉老化，缓冲能力减弱，稍复杂的动作就很难适应了，所以就有了"人老腿先老"的说法。

《素问·上古天真论》曾根据人体年龄的增长，肾中精气之充盈，筋骨肌肉随之变化而有这样一段述说："男子到了八岁，肾气开始充实，毛发长长，牙齿更换；到了十六岁，肾气旺盛，天癸产生，精气充满而能外泄，两性交合，就能够生育子女；到了二十四岁，肾气充满，筋骨强壮，智齿生长，牙齿长全；到了三十二岁，筋骨粗壮，肌肉丰满充实；到了四十岁，肾气衰退，头发开始脱落，牙齿枯槁。到了四十八岁，阳气衰竭与上部，面色憔悴，发鬓变白……"这就表明，人随着年龄的变化，筋骨、肌肉也在慢慢地由盛转衰。年轻时体质强健，气血旺盛，肝肾充实，筋脉劲强而不易受损伤，即使受伤引起疼痛，受伤部位的恢复能力也强。等到年老体衰肝肾不足，筋脉骨骼失之充盈时，一旦受外力及风寒的侵袭，极易发生伤筋动骨之病，就可能造成膝关节疼痛，而且反复发作，很难治愈。

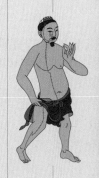

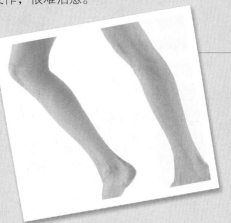

1 膝痛分两种，风寒和风热

膝痛是典型的中老年性疾病，是人体组织受到异常伤害时的一个症状，疼痛多由膝关节本身的疾患所引起。其中最常见的是膝关节骨性关节炎，也叫老年性关节炎，另外类风湿性关节炎、骨质疏松、半月板损伤等也是造成膝痛的常见病因。

中医认为膝痛多属于"痹证"的范畴，痹证是指因人体本身的正气不足，风、寒、湿、热等外邪侵袭人体，阻滞经络，气血运行不畅所导致的，以肌肉、筋骨、关节发生疼痛、麻木、重着、屈伸不利，甚至关节肿大灼热为主要临床表现的病证。

身体虚弱是痹病的内在因素和病变的基础。《诸病源候论》说："由血气虚，则受风湿。"《济生方·痹》也说："皆因体虚，腠理空疏，受风寒湿气而成痹也。"虚弱的身体器官，没有力量将病邪从体内驱赶出来，所以此类疾病往往患病时间很长。

外邪是痹证的外在因素，分风寒湿邪和风湿热邪两大类。

风寒湿邪，大多数都因为患者居住环境比较潮湿，或者居住在我国多雨的地区，经常需要涉水冒雨，或者不注意保健，睡眠的时候受了风，也或者是因为气候变化，冷热交错等原因，以致风寒湿邪乘虚侵袭人体所致。

我的病人中就有这样一位膝痛的患者，年纪不大，只有 30 岁，在政府机关的办公室工作，按理来说也和"潮湿""寒冷"二字无关，可是他确是典型的湿邪留滞引发的膝腿痛。这是为什么呢？原来一切都源于他上大学的时候。据他所说，在南方上学的那几年，学校的老宿舍十分破旧，他的宿舍又在一楼，经常反潮气，夏天很热，无论是床上的毯子、褥子，还是宿舍的地面，总是湿乎乎的，睡在身下十分不舒服，虽然每天都争取"抢"到地方晒褥子，可出汗多，晒好的被子躺不了多久就又湿乎乎的。冬天宿舍里更是阴冷刺骨，只好用大量的毯子、褥子裹在身上，最冷的那几天，很难睡上一个好觉，加上南方没有暖气，经常是冰冷潮湿的毯子裹在身上，几年下来，学业有所成了，膝腿疼的毛病也算落下了。

这正如《素问·痹论》说："风寒湿三气杂至，合而为痹也。"

风热湿邪

风寒湿是非常常见的引发膝痛的因素，与此相对的，还有风湿热邪。可因工作于湿热环境所致，如农田作业，野外施工，处于天暑地蒸之中，或处于较高湿度和温度的作坊、车间、实验室里，风湿热之邪乘虚而入。亦可因阳热之体、阴虚之躯，素有内热，复感风寒湿邪，邪从热化，或因风寒湿郁久化热，而为风湿热之邪。

无论是风寒还是风热，患上膝痛都有一个共同的基础原因，就是身体本身虚弱。正是由于这些邪气不能由自身的正气驱赶到身外，停留、瘀滞在肌肉、筋骨、关节中，才造成经络壅塞，气血运行不畅，诱发本病。但风寒湿热病邪为患，各有侧重。风邪严重的患者，膝痛是不定的，感觉一会儿这里疼，一会儿那里疼，没有固定的疼痛点，或轻或重，关节活动、伸展都受限制；寒邪比较厉害时，患者会感觉疼痛比较剧烈，此时如果弄个热水袋、保温袋，或者靠近暖和的地方，甚至用手捂捂，都能缓解这种疼痛，受凉时就比较容易复发或者加重；湿气大的人，会觉得膝痛的很"沉重"，疼痛不但固定，而且以膝关节肿胀为主；热邪甚者，膝盖疼痛且红肿，遇冷才能缓解。

2 治疗膝痛，从舒筋活血、通络止痛入手

主要选梁丘、血海、阳陵泉、阴陵泉、膝关、膝阳关、委中、承山、阿是穴（膝部的压痛点）。

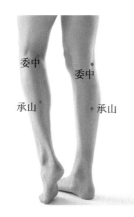

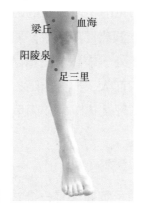

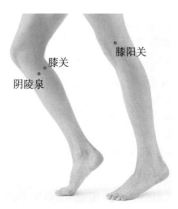

委中：在膝后区，腘横纹中点。

承山：在小腿后面正中，委中与昆仑之间，当伸直小腿或足跟上提时腓肠肌肌腹下出现尖角凹陷处。

梁丘：在股前区，髌底上 2 寸，股外侧肌与肌直肌肌腱之间。

血海：在股前区，髌底内侧端上 2 寸，股内侧肌隆起处。

阳陵泉：在小腿外侧，当腓骨头前下方凹陷处。

足三里：在小腿前外侧，当犊鼻下 3 寸，距胫骨前缘 1 横指（中指）。

阴陵泉：在小腿内侧，当胫骨内侧髁后下方凹陷处。

膝关：在膝部，胫骨内侧髁的下方，阴陵泉后 1 寸。

膝阳关：在膝部，股骨外上髁后上缘，股二头肌腱与髂胫束之间的凹陷中。

膝痛在中老年人中非常常见，多有退行性疾病引起，很难在短时间内根治，因此膝痛患者必须制定一个长期保健方案，其中包括患者的生活起居习惯、工作姿势及日常锻炼等，后文中对此还会有介绍，这里我们选择的穴位均为膝关节局部选穴，可以疏通膝部气血，通经活络止痛。

其中，因为中老年人多气血不足、肝肾亏虚，所以在选择局部腧穴的同时可选足三里、膈俞、肝俞、肾俞、太溪以补益肝肾，从根本入手，改善膝关节的状态。

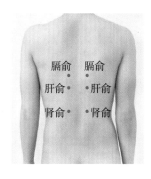

膈俞：在背部，当第 7 胸椎棘突下，旁开 1.5 寸。

肝俞：在背部，当第 9 胸椎棘突下，旁开 1.5 寸。

肾俞：在腰部，当第 2 腰椎棘突下，旁开 1.5 寸。

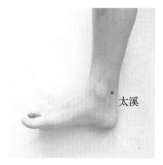

太溪：在足内侧，内踝后方，当内踝尖与跟腱之间的凹陷处。

　　此外，膝痛患者也可以用艾条施灸于以上穴位来活络止痛，治疗时以穴位处感到灼热为度，直至穴区出现红晕。但热邪偏盛者不宜用灸法治疗。

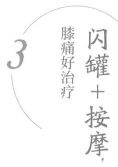

3　膝痛好治疗　闪罐＋按摩，

　　用闪火法治疗膝痛在临床上十分常见：首先将所选阿是穴用酒精消毒，用三棱针或采血针快速点刺 3~5 下，选择适当大小的火罐，立即将罐吸拔于所点刺的部位，留罐 10~15 分钟，拔出血 1~2 毫升，起罐后擦净皮肤上的血迹即可，一般都能达到快速止痛的效果。

按摩法

① 用掌跟揉髌骨 20~30 次，以膝部有轻微酸胀感为宜；

② 拿捏膝关节前侧上下的肌肉 2~3 分钟；

③ 按揉梁丘、血海、足三里、阿是穴各 20~30 次；

④ 屈伸膝关节 10 次左右；

⑤ 顺、逆时针摇膝关节各 10 次；

⑥ 擦热膝关节。

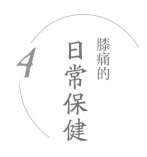

4 膝痛的日常保健

膝关节功能锻炼：合理休息；注意保暖。

膝痛在中老年人中非常常见，多由退行性疾病引起，很难在短时间内根治，因此膝痛患者必须制定一个长期保健方案，其中包括患者的生活起居习惯、工作姿势及日常锻炼等。膝痛患者如果能持之以恒地坚持执行这些保健方案，就能避免膝痛复发，大大改善生活质量。

膝关节的功能锻炼

适当的活动对维持膝关节的功能至关重要，患者可以自行加强功能锻炼，以主动不负重活动为主，先做增强肌力练习，再逐渐练习增加关节活动。

患者仰卧，患膝伸直位抬高 30~40cm，足跟相当于健侧足尖高度，股四头肌用力收缩，尽量维持在这一体位，同时数数计时，实在坚持不住时，可以放下休息同样的时间，计为一次，每组 10~15 次。上午、下午各一组，直到直腿抬高能连续坚持 1 分钟。之后在抬起的肢体足背上负担一定的重量，从 1kg 开始，逐渐增加到 5kg。

改善膝关节伸直功能，患者坐于床上，患膝尽量伸直，足背伸，同侧手向下按膝，对侧手屈腰够足。

增加膝关节屈曲活动，患者坐于床边，患肢小腿下垂，以健肢协助按压患肢，增加屈曲。

休息

休息是重要的治疗措施，不仅可以减轻痛苦，而且可以延缓病情的发展。慢性膝痛急性发作期患者也应卧床，使负重的膝关节得到休息，直至急性症状消失。休息时尽量把膝关节放在与心脏等高的位置，伸膝 10° 左右。

注意保暖

膝痛患者都有这样一个体验，自己的膝是"活气象台"，每当天气变冷或阴天下雨前就自觉膝关节不适或疼痛加重。这就要求患者平时坚持体育锻炼，增强自身的抗病能力和对气候的适应能力；另一方面要随天气的改变而增减衣服，顺应天气的变化，避免受凉、受潮，减少膝痛的复发。

民间有"春捂秋冻"之说，膝痛患者在春天要防止受寒，衣服要逐渐减去，不可一下子脱的太多。夏天室内使用空调和电扇要注意温度适宜，不要将室温调的太低，温差太大或者用电扇直接吹着膝部，都可诱发膝痛。"寒从脚下起"，阴寒太甚，使脚血脉流通迟缓，久而久之，容易引起疾患。特别是膝痛患者要加强脚的防寒。冷天睡觉不要把脚露在外面；夏天不要贪一时痛快，用凉水冲脚；一年四季临睡前都要用高于体温的热水泡脚。洗脚后用干毛巾擦干水，再双手交换按摩双脚足底。

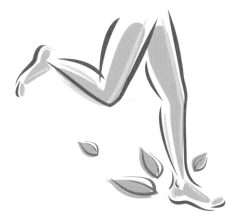

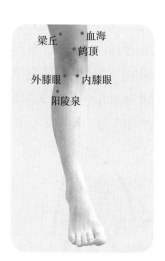

5 程氏针灸之梅花针+电脉冲治疗"骨刺"

步入中老年，几乎人人都有过膝痛的经历，少则一次，多则终年反复；短则几天，长则终年不断。其中发病率最高的要数"增生性膝关节炎"，即人们常说的"骨刺"，膝关节出现肿痛，屈伸不利，行走困难，严重影响中老年人的生活质量。对此，父亲依照针灸学中循经而治的方法，根据患者具体的疼痛部位，分别选取内外膝眼、阳陵泉、阴陵泉、膝阳关、曲泉、鹤顶、血海、梁丘等穴进行梅花针叩刺治疗，治疗后再进行2~3个穴位的针刺+电脉冲治疗，效果十分明显。

梁丘　血海
鹤顶
外膝眼　内膝眼
阳陵泉

梁丘：在股前区，髌底上2寸，股外侧肌与肌直肌肌腱之间。

血海：在股前区，髌底内侧端上2寸，股内侧肌隆起处。

阳陵泉：在小腿外侧，当腓骨头前下方凹陷处。

内膝眼：在膝部，髌韧带内侧凹陷处的中央。

外膝眼：即犊鼻。在膝前区，髌韧带外侧凹陷中。

鹤顶：在膝前区，髌底中点的上方凹陷中。

阴陵泉：在小腿内侧，当胫骨内侧髁后下方凹陷处。

膝阳关：在膝部，股骨外上髁后上缘，股二头肌腱与髂胫束之间的凹陷中。

曲泉：在膝部，腘横纹内侧端，半腱肌肌腱内缘凹陷处。

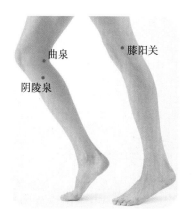

曲泉　膝阳关
阴陵泉

第十三章

适合家庭使用的穴位
治疗的方法及操作

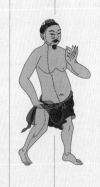

通过对穴位进行适当的刺激，就可以疏通我们的经脉，在"打通经脉"的同时，我们的疾病就不断向痊愈的方向转化。疾病的治疗，就像是对经络进行的一次次"疏通工程""排污工程"和"净化工程"，当经络通畅、充盈、洁净的时候，我们的疾病也就随之痊愈了。

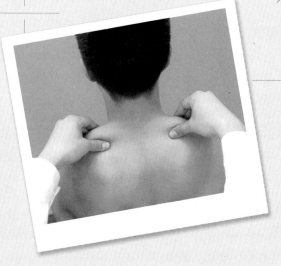

1 灸疗法

灸，有烧灼的意思，就是借艾火的热力给人体以温热性刺激，通过经络腧穴的作用，以达到防治疾病的一种方法。通常我们用艾叶作为燃料，所以又称为"艾灸"。

灸法的 起源

灸法，属于温热疗法，与火的关系密切。

古人在煨火取暖时，由于偶然被火灼伤而解除了某种病痛，从而得到了烧灼可以治病的启示，这就是灸法的起源。最早可能采用树枝、柴草取火熏、熨、灼、烫以消除病痛，以后才逐渐选用"艾"为主要灸料。

艾，属菊科多年生草本植物，自古以来在我国各地均有生长，因艾叶气味芳香，辛温味苦，容易燃烧，火力温和，于是便取代了一般的树枝燃料，而成为灸法的最佳原料，因此灸法又称"艾灸"。

灸法的 作用

温经 散寒

《素问》记载："北方者，天地所闭藏之域也，其地高陵居，风寒冰冽，其民乐野处而乳食，脏寒生满病，其治宜灸焫。故灸焫者，亦从北方来。"说明灸法具有温经散寒的作用，它的产生与我国北方人民的生活习惯、条件关系密切。

在治疗上，常用于治疗寒凝血滞、经络痹阻所引起的寒湿痹痛、痛经、闭经、胃痛、腹痛、泄泻、痢疾等。

人体以阳气为化生之本，得其所则人寿，失其所则人夭。阳气衰则阴气盛，阴盛则表现为寒、为厥，甚则欲脱。《扁鹊心书》

记载："真气虚则人病，真气脱则人死，保命之法，灼艾第一。"凡阳气下陷或欲脱之危证，皆可用灸法，以扶助虚脱之阳气。《伤寒论》中说："下利，手足厥冷，无脉者，灸之。"说明因寒邪直中人体引起的泄泻，致使阳气下陷或外脱，急当用灸。

扶阳固脱

《扁鹊心书》还说："人至晚年，阳气衰，故手足不暖，下元虚惫，动作艰难，盖人有一息气在则不死，气者阳之所生也。"又说："如伤寒，疽疮，中风……等症，若灸迟，真气已脱，虽灸亦无用矣，若能早灸，自然阳气不绝，性命坚牢。"这不仅说明灸法有振复元阳的作用，更重要的是不失时机，施灸贵在及时。

临床上常用于治疗脱证和中气不足、阳气下陷而引起的遗尿、脱肛、崩漏、带下、久泻、脏器下垂等病症。

消瘀散结

《灵枢》云："脉中之血，凝而留止，弗之火调，弗能取之。"气为血帅，血随气行，气得温则行，气行则血亦行。灸火的热力，能深透肌层，通调气机，畅通血脉，故瘀结自散。

所以，临床上常用于治疗气血凝滞之疾，如乳痈初起、瘰疬、瘿瘤等肿块，或瘀血所致的痛经等。

防病保健

艾灸养生保健，是中医养生保健的重要的方法之一。在我国已经有了几千年的历史。俗话说："三里常灸不绝，一切灾病息。"又说："若要身体安，三里常不干。"说明常灸人体上某些穴位，有防病保健的作用。历代医家都非常重视艾灸的这一作用。如《千金方》记载："凡宦游吴蜀，体上常须两三处灸之。……则瘴疠瘟疟毒气不能着人。"说明当时在这些地方做艾灸可以很好地预防瘟疫疟疾等传染病。

近代日本医家有在整个工厂、学校全体施以灸灼，作为一项保健措施，实验结果证明灸法确有增强体质和预防疾病的作用。重要的是，它操作简便，易于实施，安全性好，价格低廉，坚持长期正确使用，往往能收到意想不到的效果。

那么艾灸为什么具有防病治病、养生保健的作用呢？这是因为灸法可以调节人体阴阳气血、温通人体经络、扶正祛邪等。依据中医的阴阳理论，人体阴阳平衡，则身体就能保持健康，而阴阳失衡，人就会发生这样或那样的疾病。艾灸可以调节人体阴阳，保持人体的阴阳平衡，使失衡的阴阳重新恢复平衡。从中医的气血理论来看，气是人的生命之源，血为人的基本物资，气血充足，气机条达，人的生命功能才能正常。艾灸可以补气、养血，还可以疏理气机，并且能升提中气，使气血调和，以达到治病保健的目的。依据中医的经络理论，人体经络是机体气血运行的通路，经络通畅，则利于气血运行、营养物质之输布。如果遭遇寒湿等病邪的侵犯，人体经络往往会遭受闭阻，进而导致疾病的发生。艾灸借助其药物和温热作用，温暖肌肤经脉，以活血通络，因此能治疗寒凝血滞、经络痹阻所引起的各种病症。另外，中医理论认为："正气存内，邪不可干。"意思是说人的免疫功能正常，则抵抗力强，疾病便不易产生。西医学研究证明，艾灸能够调整提高人体的免疫力，常灸大椎、关元、气海、足三里等穴，可鼓舞人体正气，增强抗病能力，起到防病保健的作用。

艾灸操作

艾条灸：本法是以艾绒制成艾条（叫作清艾条，市面上一般中药店就有售），将艾条的一端点燃后，在选取好的穴位上熏灸的方法。如果使用的是药艾条（在艾绒中加入了性温芳香等药物制成的艾条），再进行熏灸，这样的方法则叫作"药条灸"。常用的艾条灸的方法又分温和灸，雀啄灸，回旋灸等。

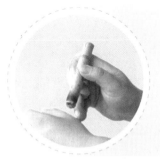

温和灸：本法是将艾条的一端点燃，在距离穴位3cm左右的高度进行熏灸的方法。以局部有温热感、温热发红，而不致产生灼痛为宜，适用于寒证、虚寒证、虚弱症等多种病症，是一种最为常见的养生保健灸方法。

雀啄灸：本法是将艾条的一端点燃，在施灸的穴位上，一上一下连续如同鸟雀啄食一样，而不是把点燃的艾条固定于施灸部位相对稳定的距离上进行熏灸的方法。本法一般用于昏厥的急救以及一些小儿的疾患。

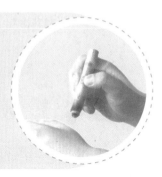

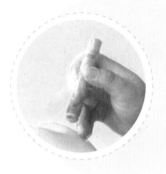

回旋灸：本法是将艾条一端点燃，在距离施灸的皮肤约3cm处，在以穴位为中心3~5cm直径的范围内，顺时针方向，回旋往复熏灸，如画圈一样进行熏灸的方法。适用于寒证、风湿痛、神经性麻痹及某些皮肤病的治疗等。

间接灸（属艾炷灸）：又称隔物灸。其方法是施灸时，先抓取少量艾绒，制成艾炷，在选取的穴位表面皮肤上加上药物，如蒜片或生姜片等，再将艾炷置于蒜片或生姜片上（艾绒不直接置于皮肤上），点燃艾炷的顶端，待其燃尽再更换新的艾炷。根据所隔药物的不同，又分为多种：中间以生姜衬隔的，叫隔姜灸；以蒜间隔的，叫隔蒜灸；以盐间隔的，叫隔盐灸等。

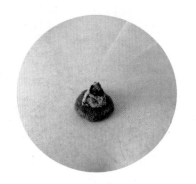

隔药饼灸

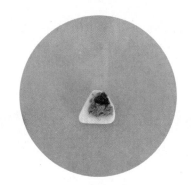

隔蒜灸

灸法的注意事项

❶ 由于艾灸是以火熏灸，施灸不当，有可能引起局部皮肤的烫伤；

❷ 一般大血管处、心脏部位不能灸，妊娠期妇女的腰、骶部，下腹部不能施灸；

❸ 极度疲劳，过饥、过饱、醉酒、大汗淋漓、情绪不稳忌灸；

❹ 某些传染病、高热、昏迷、抽风期间，或身体极度衰竭，形瘦骨立者等忌灸；

❺ 无自制能力的人，如精神病患者等忌灸；

❻ 养生保健灸要长期坚持，偶尔灸是不会收到预期效果的。

2 按摩疗法

按摩就是用手或肢体其他部位，用特定的施术技巧作用于患者体表和穴位，达到防病、治病、保健的目的。

常用的按摩手法

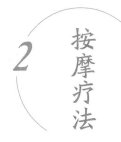

揉法

揉法分为掌揉法和指揉法，就是用手掌或指端着力于治疗部位，做轻柔缓和的环旋活动，是缓解肌肉痉挛、消除疲劳的重要手法，也可以缓解损伤部位的疼痛。指揉法主要用于穴位，掌揉法主要用于腰背、腹部。

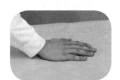
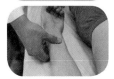

拿法

拇指与其余四指对合呈钳形，捏拿治疗部位，即捏而提起称为拿。本法可缓解肌肉痉挛，消除疲劳。多用于颈肩、四肢等部位。

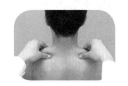

拨法

用拇指指腹按于治疗部位，来回用力拨动。本法缓解肌肉痉挛的作用很强，常用于背部脊柱两侧，达到放松背腰部肌肉的目的。

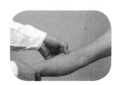

推法

将手掌着力于治疗部位上，进行单方向的直线推动。本法多用于背部、胸腹部、下肢部等。推法可以通经活络，治疗经络闭阻引起的各种症状，如恶心、呕吐、咳嗽、腹胀；还可促进静脉血液回流，治疗静脉曲张。

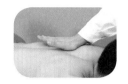

 摩法

将手掌置于腹部，做环形而有节律的抚摸，又称为掌摩法。主要作用于腹部，能调理胃肠功能，预防术后肠粘连。顺时针作用于腹部有通便的作用；逆时针则有涩肠的作用。

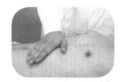

 擦法

用手掌在治疗部位做往返直线快速擦动。主要用于腰骶部、四肢、肩部。本法可温通经络，治疗寒性疾病。

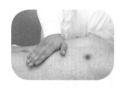

 点法

以指端持续或瞬间用力按压穴位，也称点穴。本法有通经活络、通调脏腑、调理气机的作用。常用于止痛、急救、调理脏腑功能。

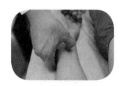

拍法

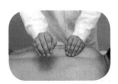

五指并拢且微屈，以前臂带动腕关节自由屈伸，拍打体表。本法有振击脏腑、行气、活血、止痛的作用。常用于背部、腰部。作用于背部可祛痰止咳；作用于腰部可治疗部分腰痛、痛经等。

击法

侧击法：五指伸直分开，腕关节伸直，以手的尺侧（包括第 5 指和小鱼际）着力，双手同时或交替，有弹性，有节律地击打体表。本法作用于颈肩、腰背及下肢后侧。

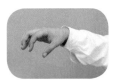

指尖击法：两手五指屈曲，以指尖着力，有弹性、有节奏地击打头部。

击法可通过振动来缓解肌肉痉挛，消除肌肉疲劳。指尖击法可开窍醒脑，改善头皮血液循环。

摇法

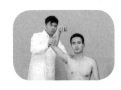

肩部摇法：以右肩为例。被按摩者取坐位，按摩者站于被按摩者左后方，以腹部顶住其背部，右手托住被按摩者肘部，左手握住被按摩者的右手手指，使肩关节沿着前下→前上→后上→后下→前下的方向摇动，注意摇动的范围由小逐渐加大。本法能恢复肩关节正常运动范围，治疗肩周炎引起的疼痛。

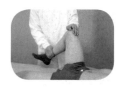

膝部摇法：被按摩者取仰卧位。按摩者站在患侧，一手扶膝，一手托踝，环旋摇动膝关节。本法可加大膝关节屈伸、旋转运动的幅度。注意对于膝关节周围的骨折后遗症导致的膝关节功能障碍者，摇动范围应适当，避免强力牵拉摇动而发生再骨折。

栉梳发头　　两手十指屈曲，从前至后梳理头的两侧。能够镇静安神，用于治疗失眠、头痛、眩晕。

按摩的注意事项

❶ 按摩时手法要轻柔缓和，不宜用力过猛。

❷ 皮肤破损处、孕妇及经期妇女的腰骶部和小腹部不宜按摩。

❸ 严重心肺疾病患者慎用按摩。

附　录

常用骨度分寸表

分部	部位起止点	常用骨度	度量法	说明
头部	前发际至后发际	12寸	直量	如前后发际不明,从眉心量至大椎穴作18寸。眉心至前发际3寸,大椎至后发际3寸
胸腹部	两乳头之间	8寸	横量	胸部与胁肋部取穴直寸,一般根据肋骨计算,每一肋两穴间作1寸6分
胸腹部	胸剑联合至脐中	8寸	横量	胸部与胁肋部取穴直寸,一般根据肋骨计算,每一肋两穴间作1寸6分
胸腹部	脐中至趾骨联合上缘	5寸	横量	胸部与胁肋部取穴直寸,一般根据肋骨计算,每一肋两穴间作1寸6分
背腰部	大椎以下至尾骶	21椎	直量	背部直寸根据脊椎定穴,肩胛骨下角相当第7(胸)椎,髂嵴相当第16椎(第4腰椎棘突)。背部横寸以两肩胛内缘作6寸
上肢部	腋前纹头至肘横纹	9寸	直量	用于手三阴、手三阳经的骨度分寸
上肢部	肘横纹至腕横纹	12寸	直量	用于手三阴、手三阳经的骨度分寸
下肢部	耻骨上缘至股骨内上踝上缘	18寸	直量	用于足三阴经的骨度分寸
下肢部	胫骨内髁下缘至内踝尖	13寸	直量	用于足三阴经的骨度分寸
下肢部	股头大转子至膝中	19寸	直量	用于足三阳经的骨度分寸;"膝中"前面相当犊鼻穴,后面相当委中穴;臀横纹至膝中,作14寸折量
下肢部	膝中至外踝尖	16寸	直量	用于足三阳经的骨度分寸;"膝中"前面相当犊鼻穴,后面相当委中穴;臀横纹至膝中,作14寸折量

手指同身寸

以自己的手指为比量标准，确定自身腧穴位置的方法。分为以下三种：

1. 中指同身寸

将拇指与中指屈曲，以中指指端抵在拇指指腹，形成环状，伸直其余手指，使中指桡侧面得到充分示露，取其中节上下两横纹头之间的距离作为1寸。可适用于四肢部腧穴的纵向比量和背、腰、骶部腧穴的横向定穴。

2. 拇指同身寸

伸直拇指，以拇指指骨关节横纹两端之间的距离作为1寸。可用于四肢部的直寸取穴。

3. 横指同身寸

又称一夫法。令患者将食指、中指、无名指和小指并拢，以中指中节横纹处为准，四指横宽作为3寸。可用于四肢部及腹部取穴。

全身经络走行示意

如果我们把十二经络的起止点连接起来，我们会发现经络是一个封闭的系统，如环无端，往复循环。

经络循环的顺序是肺经、大肠经、胃经、脾经、心经、小肠经、膀胱经、肾经、心包经、三焦经、胆经、肝经。

① 手太阴肺经 —食指端交接→ ② 手阳明大肠经 —鼻旁交接→ ③ 足阳明胃经 —足大趾内端交接→

目内眦交接 ⑥ 手太阳小肠经 ←手小指端交接— ⑤ 手少阴心经 ←心中交接— ④ 足太阴脾经

⑦ 足太阳膀胱经 —足小趾端交接→ ⑧ 足少阴肾经 —胸中交接→ ⑨ 手厥阴心包经 —无名指端交接→

足大趾外端交接 ⑫ 足厥阴肝经 ←无名指交接— ⑪ 手少阳胆经 ←目外眦交接— ⑩ 手少阳三焦经

而且这些经络在人体的循行，还有时间的顺序：

肺	3:00-5:00	膀胱	15:00-17:00
大肠	5:00-7:00	肾	17:00-19:00
胃	7:00-9:00	心包	19:00-21:00
脾	9:00-11:00	三焦	21:00-23:00
心	11:00-13:00	胆	23:00-1:00
小肠	13:00-15:00	肝	1:00-3:00

一般来说，人体中哪条经络出现问题，就容易在那个时间出现疾病的症状加重，这些都可以给临床的医生们提供一个做诊断和治疗的参考。

手太阴肺经（3:00–5:00）

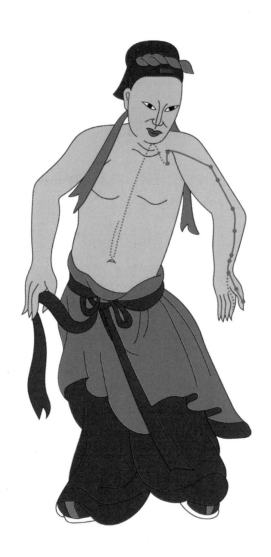

手阳明大肠经（5:00–7:00）

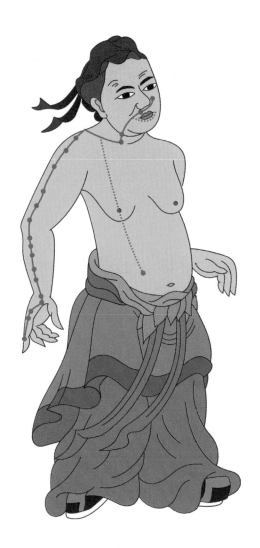

足阳明胃经（7:00–9:00）

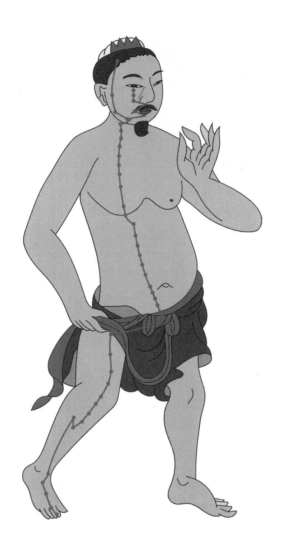

足太阴脾经（9:00–11:00）

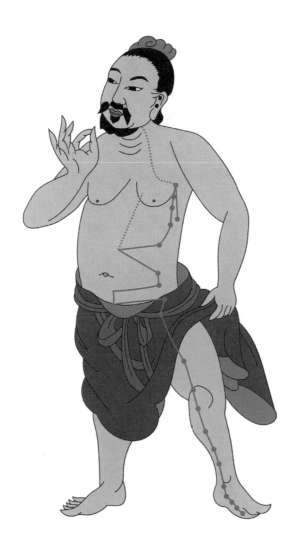

手少阴心经（11:00-13:00）

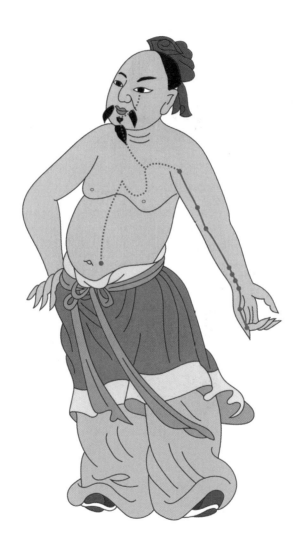

手太阳小肠经（13:00–15:00）

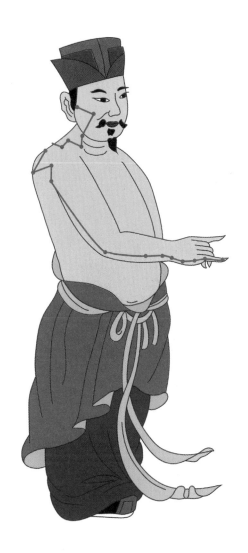

足太阳膀胱经（15:00-17:00）

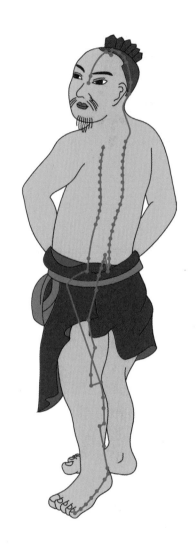

足少阴肾经（17:00–19:00）

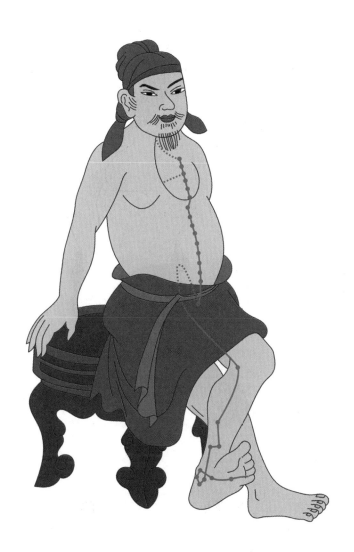

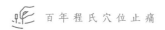

手厥阴心包经（19:00–21:00）

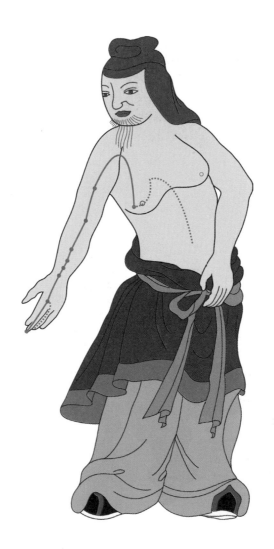

手少阳三焦经（21:00–23:00）

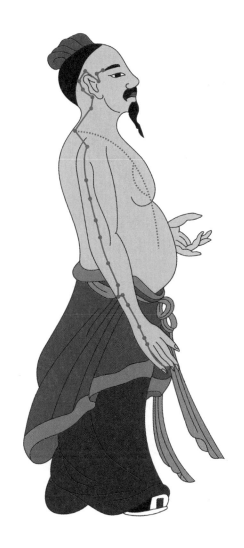

足少阳胆经（23:00-1:00）

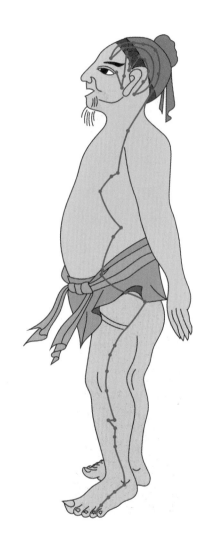

足厥阴肝经（1:00–3:00）

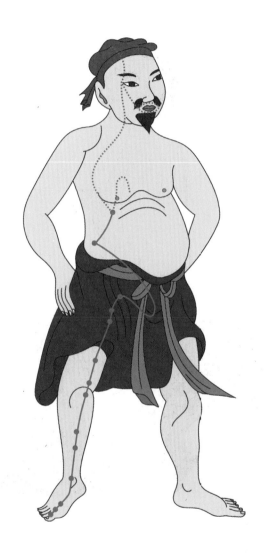

督　脉

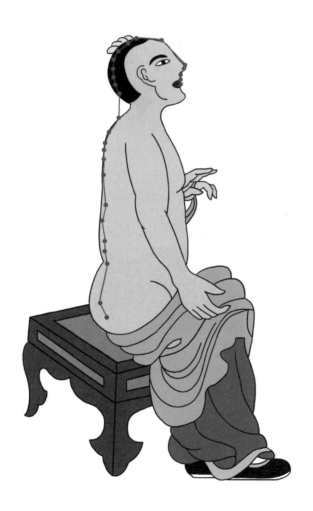

任　脉

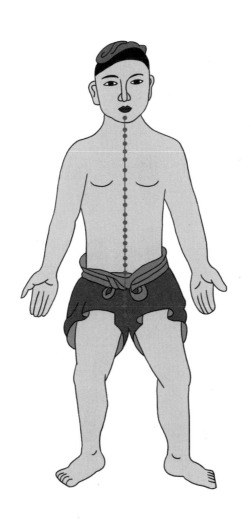

足部反射区示意

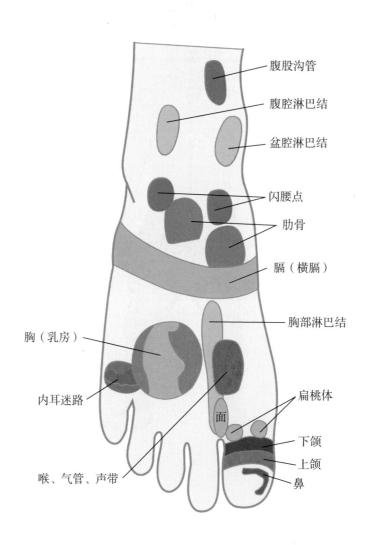

腹股沟管

腹腔淋巴结

盆腔淋巴结

闪腰点

肋骨

膈（横膈）

胸部淋巴结

胸（乳房）

内耳迷路

面

扁桃体

下颌

上颌

鼻

喉、气管、声带

▲足背反射区示意图

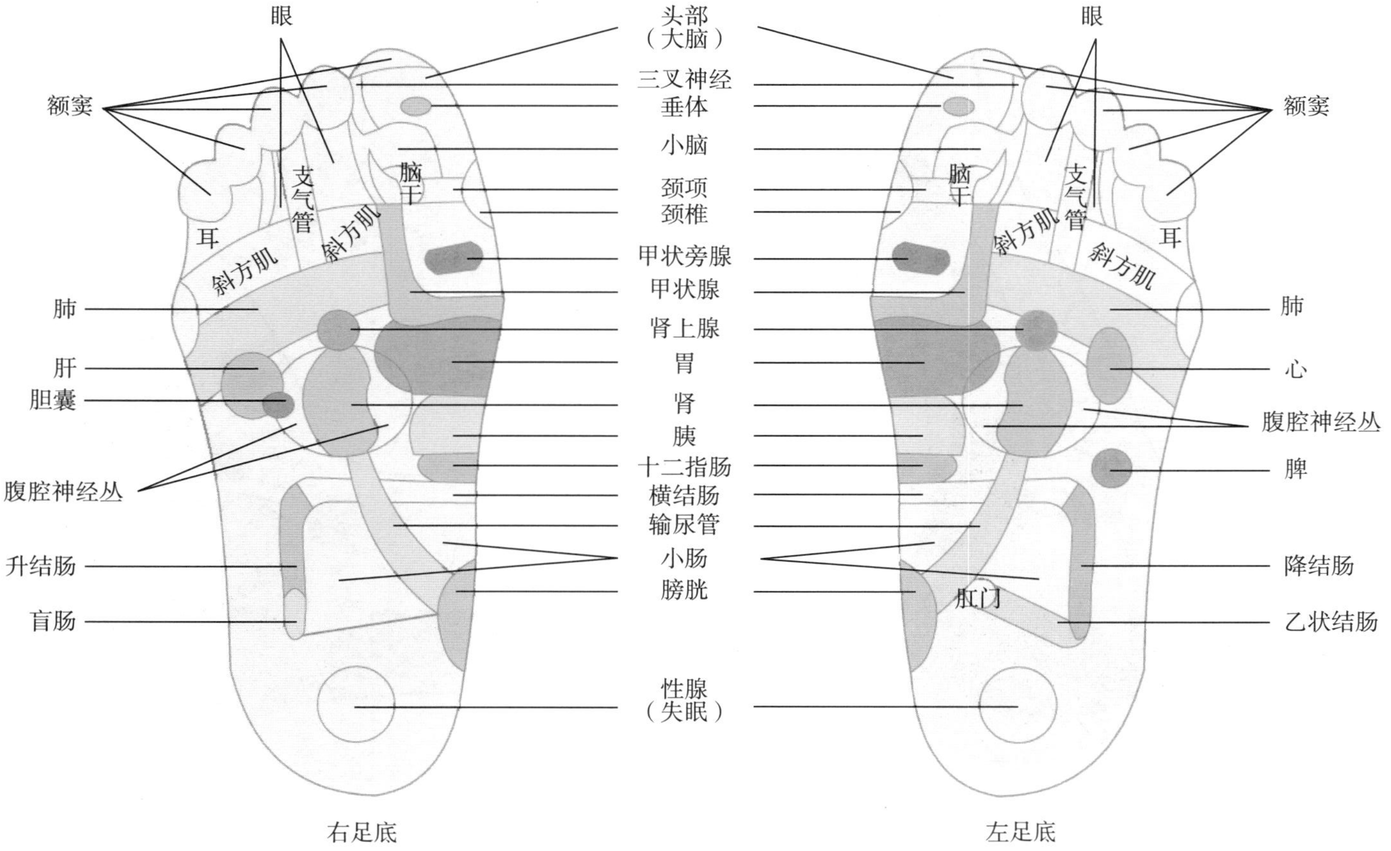

额窦　肺　心　腹腔神经丛　脾　降结肠　乙状结肠
眼　耳　斜方肌　肛门
支气管　竖方肌　脑干　左足底

头部（大脑）　三叉神经　垂体　小脑　颈项　颈椎　甲状旁腺　甲状腺　肾上腺　胃　肾　胰　十二指肠　横结肠　输尿管　小肠　膀胱　性腺（失眠）

眼　额窦　耳　支气管　竖方肌　脑干　斜方肌　腹腔神经丛　肺　肝　胆囊　升结肠　盲肠　右足底

▲ 足底反射区示意图

181

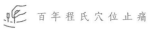

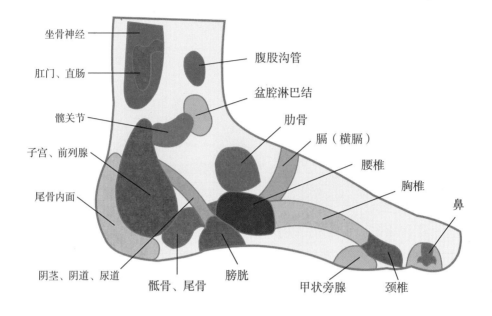

坐骨神经

肛门、直肠

髋关节

子宫、前列腺

尾骨内面

阴茎、阴道、尿道

骶骨、尾骨

膀胱

腹股沟管

盆腔淋巴结

肋骨

膈（横膈）

腰椎

胸椎

鼻

甲状旁腺

颈椎

▲ 足内侧反射区示意图
▼ 足外侧反射区示意图

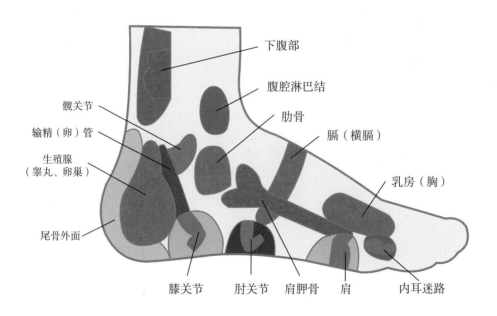

髋关节

输精（卵）管

生殖腺
（睾丸、卵巢）

尾骨外面

膝关节

肘关节

肩胛骨

肩

下腹部

腹腔淋巴结

肋骨

膈（横膈）

乳房（胸）

内耳迷路